「腸の老化」を止める食事術

JN184078

松生恒夫

青春新書
INTELLIGENCE

「腸の老化」を止める食事術

目次

第3章　腸の老化を止める食事術
――キウイ、バナナ、ココア、オリーブオイル…をこう摂る

第4章　腸が元気になる日常習慣
――睡眠、マッサージ、入浴法…のすごい効果

第5章 別の病気の影響から腸を守る
――認知症、糖尿病、開腹手術、服薬…二次的便秘の予防・改善法

序章

年齢によって腸の不調の原因は変わる

——つねにヨーグルト・乳酸菌が効果的とは限らない

年齢が高くなると男女ともに腸の不調が増える

内科・胃腸科を標榜《ひょうぼう》する私のクリニックでは、胃内視鏡検査や大腸内視鏡検査以外にも、便秘の人のための「便秘外来」をおこなっています。

便秘というと女性に多いイメージがありますが、毎日のように「便秘外来」で便秘の患者さんを診察していますと、70歳以降では男性の患者さんも増えてくる傾向が見られます。これは私のクリニックだけでなく、国の統計からも同様のことがいえます。

平成25年度（２０１３年）の国民生活基礎調査では、人口１０００人あたり女性で48・7人、男性では26・０人が「便秘である」と回答しています。平成10年度（１９９８年）の同じ調査では、女性46・７人、男性18・６人だったので、腸の不調に悩む人が増加していることがわかります。

さらに、便秘人口は20～30歳代は女性が圧倒的に多いのですが、65歳以降では、男女で大きな差がなくなることがわかります（図表０－１）。

（図表0-1）便秘・下痢を訴える人の推移

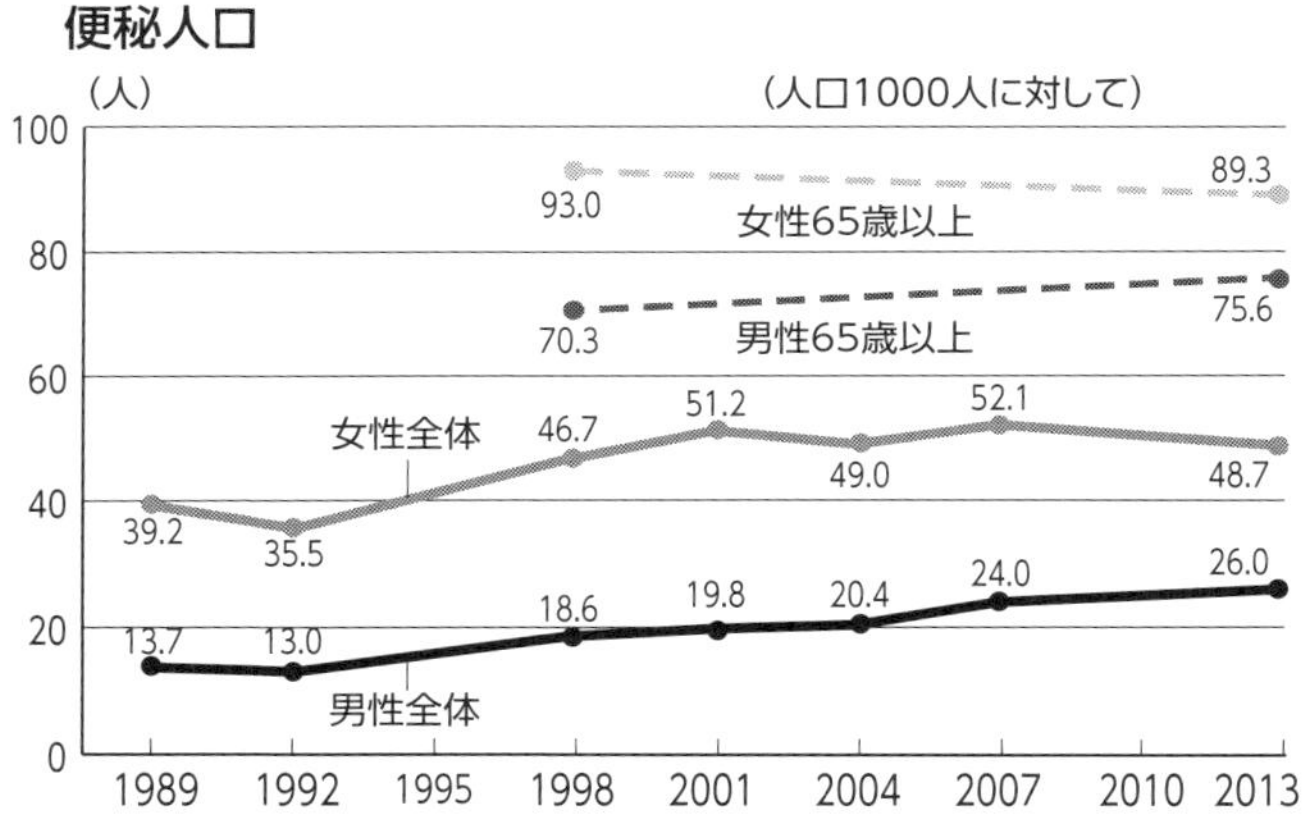

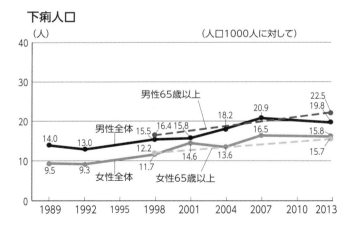

厚生労働省　国民生活基礎調査　2013

若い人と高齢者では腸の不調の原因が違う

また、同じ便秘の症状を訴えていても、若い人と高齢者ではその原因に大きな違いが見られます。

大きく分けると、若い人と高齢者では図表0－2のような違いがあるのです。

これを見ていただければわかると思いますが、若年者の便秘は、無理なダイエットや欠食（多忙などによって食事を抜くなどして、体に必要な量の食事を摂《と》っていないこと）などが原因のことが多いようです。

しかし、高齢者の便秘では、腸管機能や腸の蠕動《ぜんどう》運動といった、腸の働き自体が落ちていることが原因になっているケースが多くなります。

原因が違えば、対処法も変わってきます。日本人の間には、腸の不調というとヨーグルト、乳酸菌飲料がよく効くという認識が広まっています。もちろん、軽い便秘の場合は、若い人であればヨーグルト、乳酸菌飲料で改善することも十分期待できます。

しかし、加齢による腸の不調・便秘は、腸の機能そのものが落ちてしまっているので、ヨーグルト、乳酸菌飲料ではまず改善しません。そんな加齢による腸の不調・便秘を予防・解

（図表0-2）若い人と高齢者の便秘の原因の差異

原因	若年者	高齢者
腸管機能	正常～低下	低下
蠕動運動	正常～低下	低下
直腸反射（便意）	低下～消失	低下～消失
PMS（月経前緊張症）	有	無
食事摂取量 （食物繊維摂取量）	正常～減少	正常～減少
ダイエット	有	無
運動量	正常～低下	低下
食習慣	欠食有	欠食無
冷え	関係有（+）	関係有（+++）
ストレス	有（+）～（+++）	有～無
基礎疾患	無	有
下剤服用	無～有	有
開腹手術既往	無～有	有
下剤依存度	軽～高	中～高
下剤依存症	有	無～有

消するため方法を、本書で紹介していきます。

高齢者の場合、ヨーグルトがマイナスに働くことも

前述したように、日本人の間では、腸の不調・便秘の対処法として、乳酸菌を摂ること、すなわちヨーグルトを摂ることが重要と考えている人が非常に多く見られます。

スーパーマーケットやコンビニエンスストアに行くと、ヨーグルトのコーナーがどこでも大きく取られています。ヨーグルトで腸内環境が整うと、どのブランドも強くアピールしているのです（ある外資系食品メーカーの人に聞いた話では、このような現象は、おもに日本とイギリスで認められるのだそうです）。

しかし、ヨーグルトは本当に腸の不調に万能なのでしょうか?

日本では、1960年代前半頃までは、ほとんどの人はヨーグルトなどを日常的に摂っていませんでした。摂ったとしても瓶《びん》に入っているハードタイプのものを月に1～2回程度。私自身も子どもの頃にヨーグルトを食べた記憶はその程度です。

本格的に日本でヨーグルトの摂取が増えていったのは、1971年に発売された「ブル

ガリアヨーグルト」以降のことです。ですから、現在50歳より若い世代にとってはヨーグルトは小さい頃から食べている日常的な健康食品かもしれませんが、60歳以上の人にとっては、必ずしもそうではないのです。

私のクリニックに来院する高齢者の慢性便秘症の患者さんの話を聞くと、ヨーグルトが腸の健康にいいからと、無理して毎日、多量のヨーグルトを摂っている人が少なくありません。ヨーグルトを多量に摂れば便秘症状が改善するのではないかと考え、毎日せっせとヨーグルトを摂っているのです。

しかし、その結果、便秘の症状があまり改善しないばかりか、乳脂肪の摂取過多などで、血中の総コレステロール値やＬＤＬ（悪玉コレステロール）値が上昇して、脂質代謝異常症や高コレステロール血症の薬を内服している人さえいます。

ヨーグルトが腸の健康に効果がない、というつもりはありません。ある程度、腸内環境を整える効果は認められています。ただし、その人の腸の状態によっては、ヨーグルトの摂取があまり功を奏さないことがあるということ。とくに高齢者の腸の不調・便秘の場合は、ほとんど効果が見られないばかりか、先のように、マイナスに働いてしまうことがあることを覚えておいてほしいのです。

腸の不調・老化にもっとも効果的な食べ物とは

習慣性の便秘には食物繊維の摂取不足が大きく関与しているといわれています。これは医学的にも証明されている事実です。

そして、1970年代から摂取量が増えてきたヨーグルトとは対照的に、日本人の食物繊維の摂取量はどんどん減ってきています。

昭和25年には日本人平均で1日25g近い摂取量があったものが、平成26年（2014年）国民健康・栄養調査では、14・3gにまで減っています。男女別に見ると、成人女性の平均が14・0gで、成人男性が14・6g。目標摂取量が女性18g以上、男性20g以上とされていますから、女性で4・0g、男性で5・4gの不足です。

この間、高タンパク・高脂肪の欧米食が普及してきたことと併せて、日本人の腸の疾患は増加の一途をたどっています。

(図表0-3)日本人の食物繊維摂取量の推移

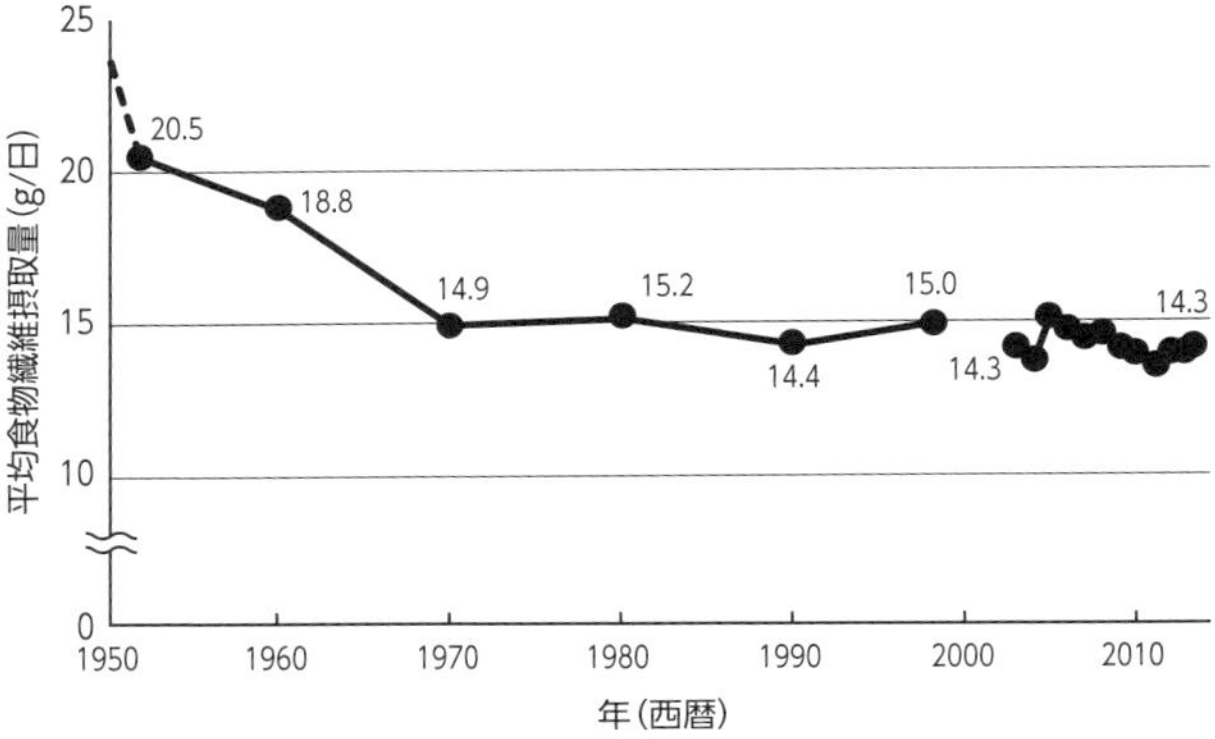

国民健康・栄養調査　Nakaji S, et al. Eur J Nutr 2012; 41: 222-7.他

高齢者の便秘に玄米はよくない？

しかし、食物繊維をただ摂ればいいというわけではありません。かえって腸の不調・便秘を招くケースがあります。

高齢者の慢性便秘症の人の中には、最近の健康ブームの影響で、玄米をけっこう食べている人がいます。ところが、玄米を食べていることで腹部《ふくぶ》膨満感《ぼうまんかん》などの症状や便秘がひどくなってしまう人が少なくありません。

これは、玄米は消化に悪いため、よく噛まないと未消化のまま腸に行って、腸の中に停滞してしまうからです。とくに、高齢者は噛む力が弱くなってくるので、玄米が未消化になって腸にとどまりやすくなります。私は大腸内視鏡検査でそのような患者さんをたくさん診てきました。これでは健康のために玄米を摂っているつもりが、腸にはかえってマイナスになってしまうのです。

日本人の腸を30年間診ているからこそ言える真実

それにもかかわらず、ヨーグルトにしろ食物繊維にしろ、腸にいいという話ばかりが広まっているのはなぜでしょうか。

それは、食品メーカーのPRの上手さもありますが、ひとつには、実際に患者さんを診ていない医者、学者が机上の空論だけで書いている本が多いことも大きいといえるでしょう。

たしかに、理論上は乳酸菌を摂ることで腸の不調・便秘が改善することはあり得ます。

しかし、腸の不調・便秘の原因はひとつではありませんので、きちんと問診（体の状態の話を聞き出す）して、腹部の診察（腹部を触診《しょくしん》して、お腹の張り具合などをチェックする）、さらには、大腸内視鏡検査などを施行《しこう》して、大腸がんや大腸ポリープなどの疾患を確認して初めて腸の不調・便秘の状況がわかり、各々の症状に合った治療ができるものです。安易に、乳酸菌を摂れば、食物繊維を摂れば腸はよくなる、といった提言は不誠実といえるでしょう。

実際に患者さんを診ている医者が書いているかどうかは、その治療法をおこなったときに、どの程度の割合で患者さんの症状が改善されたかが記載されているかどうかでわかります。

たとえば、実際に乳酸菌飲料を摂ってもらって、何％の人が症状が改善したのかがきちんと記されていれば、ある程度信頼していい本だといえます。

私がもし、ある食べ物を便秘に効くとすすめる場合は、患者さんの同意のもと、たとえば1か月間、その食材を摂取してもらい、どの程度、下剤（便秘薬）の服用量が減少するかを観察して、その食べ物の良し悪しを判断しています。そして、そのことは必ず記載するようにしています。

世に多く出回っている腸の本の中には、このことがなおざりにされているものが少なくありません。まずはこの本を読んでいただいて、腸の不調・便秘対策を根本的に考え直すことをおすすめします。

序章のまとめ

①腸の不調・便秘を訴える人は年々増加している。
②男女問わず、加齢によって便秘になる人が増える。
③若年者と高齢者の腸の不調・便秘では原因・対処法に違いがある。

第1章

〝子ども返り〟する腸

——腸が元気な人は長生きする

腸が健康だと病気にかかりづらい

私のクリニックを訪れる外来の患者さんを診察していて、気づいたことがあります。

それは、「腸が若い人は体も元気である」ということです。

私のクリニックでは、おもに胃や腸の具合が悪い人を対象に診察、検査、治療をおこなっています。そして、内科も標榜していますので、高血圧などの治療で来院する方もいらっしゃいます。

高齢化時代を反映して、90歳以上で、高血圧で通院してくる患者さんも少数ながらいらっしゃいます。血圧の数値は比較的高いものの、90歳過ぎてもとくにこれといった強い自覚症状もなく、降圧剤を服用するのみで、全身状態は良好だったりします。

そして以前より気づいていたのですが、このような90歳以上の患者さんは、誰も下剤を服用していないのです。つまり、排便障害・便秘を訴えていないのです。

ということは、腸の機能が高齢になっても正常に保たれていると、さまざまな病気になりづらいのではないかと臨床体験的に感じていました。

（図表1-1）便秘がない人のほうが長生きできる

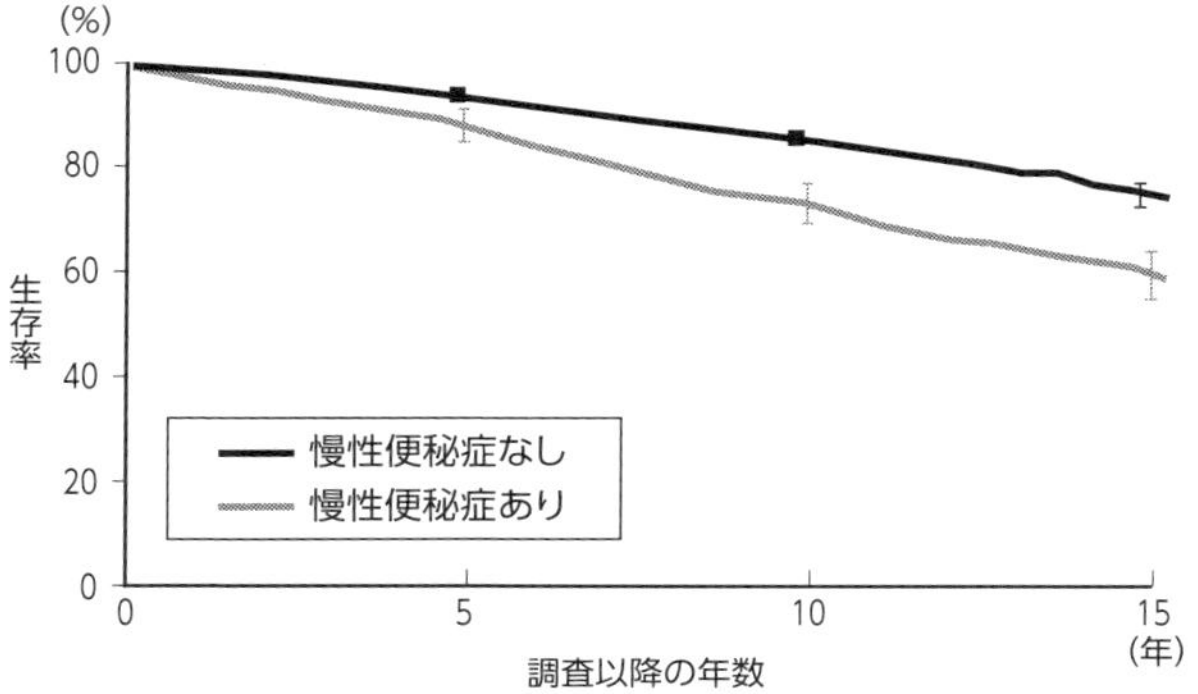

Chang J.Y. et al. The American Journal of Gastroenterology. 105:822-832.2010年

この事実は、私のクリニックに来院される患者さんたちから感じていただけで、医学的に証明されたものではありませんでした。そんな折、２０１０年にメイヨー医科大学の医師Ｊ・Ｙ・Ｃｈａｎｇらが『American Journal of Gastroenterology 105』において、それを裏づける調査結果を発表しました。

それによると、ミネソタ州に住む、１９８８〜１９９３年の間に20歳以上だった人（３９９３人）の中で、慢性的な便秘がある人とない人を２００８年まで追跡調査をしたところ、慢性的な便秘がないと答えた人のほうが、明らかに生存率が高かったというのです（図表１－１）。逆にいえば、便秘が長寿の敵ということを裏づけたことになります。

このことからも、高齢になる前から腸を整え、高齢になってからも食事・生活習慣などの工夫で腸の状態を良好に保つことが、健康長寿には欠かせないといえるでしょう。そして、このことは、私のクリニックの「便秘外来」を受診してくる90歳以上の患者さんを診ていても納得できる事実なのです。

年代別症例に見る腸の老い方

ではここで、私のクリニックに来られる高齢の患者さんが、どのような腸の老化症状に悩んでいるかを、具体的に紹介しておきましょう。

①60代男性のケース

Aさんはひとり暮らしの男性です。定年退職して間もなく、便秘に悩まされるようになりました。

会社員時代は、お酒を飲む機会が多いせいか、どちらかというと下痢傾向だったのですが、その後、便秘ぎみになり、便秘に慣れていないぶん、毎日排便がないと苦痛を感じるようになったといいます。このため市販の下剤を毎日服用するようになってしまいました（つまり毎日排便がないので自分は便秘だと思い込んでしまったのです）。

定年退職後は外出も減り、食事もコンビニのお弁当などが増えたためか、便秘はよくなりませんでした。そのため「便を出したい」という思いでいっぱいになり、下剤の服用量が次第に増加していってしまったのです。

この方には、下剤減量効果が認められるエキストラ・バージン・オリーブオイル（ＥＸＶオリーブオイル）を納豆（１３６ページ）に大さじ1杯入れて、タレとともによくかき混ぜ、毎夕食後に摂っていただいたところ、下剤を減らすことができました。

②60代女性のケース

Ｂさんは30年以上便秘に悩まされており、若い頃より市販の下剤を使い続けてきました。ところが年齢とともに、下剤を説明書どおり服用しても排便できない日が増えてきました。

それまで便秘で病院に行くことはなかったのですが、ここまで出ないのはおかしい、何か悪い病気があるのではないかと心配になり、私のクリニックを受診しました。

腸の状態を精査するため、大腸内視鏡検査を実施したところ、がんやポリープなどの異常は認められませんでしたが、大腸メラノーシス（大腸粘膜下に起こる褐色《かっしょく》〜黒褐色の色素沈着）が認められました。この色素沈着は、長年、アントラキノン系（センナ、大黄《だいおう》、アロエに含まれる成分）の下剤を服用していたために、腸の粘膜に障害が起きてしまったことによります。

Bさんは、大腸メラノーシスを起こすアントラキノン系の市販の下剤ではなく、比較的安全度の高い酸化マグネシウムをはじめとした、ほかの下剤や坐剤も用いながら、アントラキノン系下剤の減量をおこないました。

さらにエキストラ・バージン・オリーブオイルなどをはじめとした腸にいい食材（第3章で紹介）を上手に利用して、美味しく食べながら食事改善を続けました。運動やマッサージ（第4章）も積極的に取り入れていきました。

このような治療を開始したところ、6か月以上経った時点で、下剤の減量および朝食後に自然な便意がわずかながらも起こるようになってきたのです。それからも根気よく治療を続けたところ、1年以上経過する頃には、朝食後の便意が徐々にはっきりと表れるようになり、腹部の膨満感なども改善したのです。

③70代男性

70代の男性Cさんは、ある日突然、脳梗塞を発症し、意識を失って入院となりました。幸い脳梗塞は比較的軽症で、左腕に軽い痺《しび》れを残すだけで、しばらくすると退院して自宅に帰ることができました。

しかし、入院中に寝ていることが多かったためか、もともと便秘傾向にあったのが、病院で下剤を服用して排便することが当たり前になったことも手伝って、自宅に帰ってから下剤を手放せなくなってしまいました。そして脳梗塞を起こしたことが引き金となり、抑うつ傾向が強くなりました。毎日排便がないと気になるようになり、ついには1日中便秘のことばかりが気になるようになってしまいました。

そこで、まずは外に目を向けてもらうため、1日に30～60分間の散歩をしてもらうようにしました。そして、どちらかというと冷え性から来る便秘だったので、オリーブココア（143ページ）を毎日2回飲んでもらいました。

④70代女性

Dさんは40代に子宮筋腫で開腹手術を受けた既往《きおう》がありました。それ以前よりあった便秘に対して下剤を常用していましたが、開腹手術後にさらに便秘症状が増悪《ぞうあく》し、下剤の服用量および種類が次第に増加していきました。

腹部膨満感が強く感じられ、下剤によってやっと排便を促している状況で、便意はまったくないという状態でした。

そこで、私のクリニックで大腸内視鏡検査を施行したところ、結腸全体に大腸メラノーシスが確認されました。この患者さんは、長期にわたってアントラキノン系下剤を連用していたのです。

また内視鏡挿入時にS状結腸（35ページ図表参照）周囲と考えられる部位に大腸内視鏡の挿入困難感が認められました。開腹手術後の小腸の癒着《ゆちゃく》も推測されました。

このような症例の便秘の治療は簡単ではなく、下剤の服用を中止すると排便が困難になることがあります。そこでまずは、大腸メラノーシスの改善を目的として、アントラキノン系下剤の減量、それと併用して酸化マグネシウムなどの塩類下剤の開始、さらには化学合成系の下剤であるピコスルファートナトリウムも服用しました。

腸管癒着症が認められたので、食事療法のひとつとしてエキストラ・バージン・オリーブオイルの摂取もおこないました。また便意を回復させるという意味で、便意が出現するまでに1日1回、新レシカルボン坐剤を続けることを始めたところ、約6か月後には、アントラキノン系下剤の服用量が半分にまで減少しました。

⑤80代男性

Eさんは70歳までは比較的元気だったのですが、腰痛が悪化したことで歩行が困難になり、自宅に閉じこもってしまうようになりました。

それまでは便意もあり1日おき程度には排便していたのですが、腰痛が強く、トイレにもなかなか行けなくなってきたことで、排便を我慢するようになりました。その結果、週に1度程度しか排便できず、毎日下剤を服用するようになりました。腰痛とともに、毎日排便できるかどうかという不安が頭から離れないそうです。

そこで、まずはお腹が張るということなので、後述するようにお腹のマッサージ（173ページ）をして、ガスを抜けやすくしてもらいました。そして、入浴時にもお腹のマッサージをし（175ページ）、具だくさんのスープにエキストラ・バージン・オリーブオイルを入れたものを1日2杯摂っていただきました。そして、補助的に、薬剤療法としては新しい薬剤である粘膜上皮受容薬のひとつ、ルビプロストンを服用してもらったところ、改善が見られました。

⑥90代女性

80代は比較的元気だったFさんですが、次第に認知症、便秘症が悪化し、いつ排便したのかわからなくなってしまいました。また、自宅で介護を受けているので、毎日下剤の服用を続け、カレンダーに排便の日を付けているとのことでした。

この方にはオリーブココアを毎日2杯飲むことと、排便のない翌日に下剤を服用してもらうことで、症状が安定しました。

腸の老化で引き起こされる便秘の種類

高齢者の方々の腸の不調・便秘の悩みの一例を紹介してきましたが、じつは便秘には医学的に明確な定義は存在しません。消化器病専門医の共通概念として、2～3日に一度排便があり、これといった自覚症状がなければ便秘とはいわないのです。

ただし、一般的には、3～4日以上の期間に一度しか排便がなく、かつ腹部膨満感や腹痛などの自覚症状をともなうものは便秘といってよいとされています。２０１７年10月に出版された『慢性便秘症診察ガイドライン』（日本消化器病学会関連研究会、慢性便秘の診断・治療研究会・編集）によれば、便秘とは「本来体外に排出すべき糞便を十分量かつ快適に排出できない状態」と定義されています。

（図表１−２）小腸と大腸

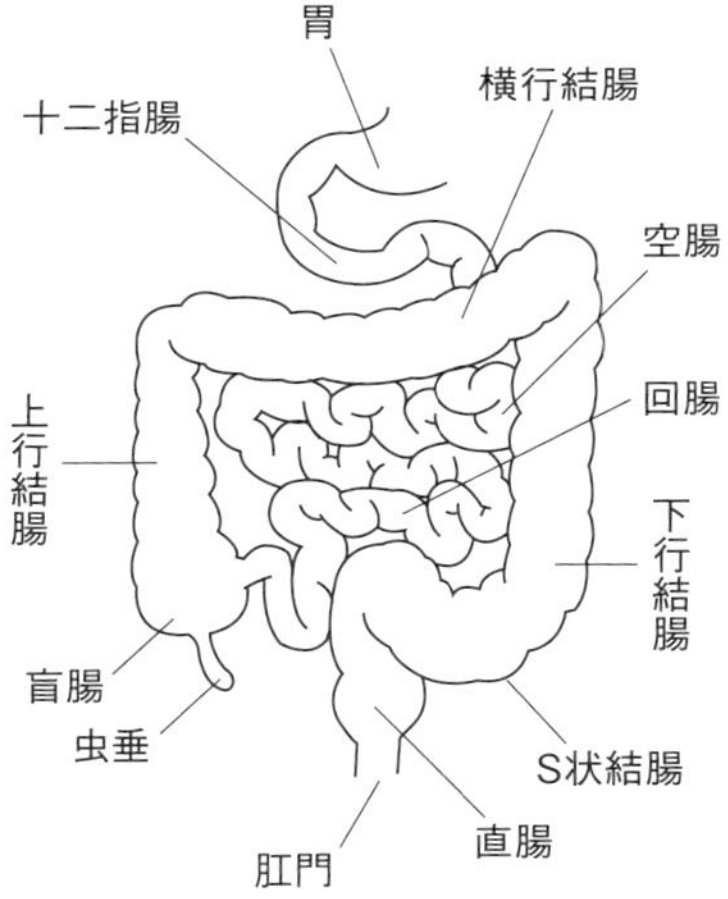

小腸＝十二指腸＋空腸＋回腸
大腸＝結腸＋直腸

このガイドラインによれば、慢性便秘症には大きく分けて、何らかの病気が原因で起こる「器質性便秘」と、老化など腸の機能低下によって起こる「機能性便秘」の２つがあります。多くの慢性便秘症は「機能性便秘」で、次のように分類されます。

１．排便回数減少型

①大腸通過遅延型

大腸の便を送り出す能力が落ちているために排便回数や排便量が

低下するタイプ（例：腸の冷え、機能低下）
②大腸通過正常型
大腸の便を送り出す能力が正常であるにもかかわらず、排便回数や排便量が減少するタイプ（例：食物繊維摂取量減少）

2．排便困難型

①大腸通過正常型
排便回数や排便量が減少していないにもかかわらず、硬便《こうべん》（便が硬いこと）のために、排便困難や過度の怒責《どせき》（いきみ）を生じるタイプ（例：食物繊維、なかでも水溶性食物繊維摂取量の不足）
②機能性便排出障害
機能的な病態によって、直腸にある便を十分量、快適に排出できず、排便困難感や残便感を認めるタイプ（例：便が硬くなって直腸にたまっているにもかかわらず、自力で排出しにくいタイプ）

一方の「器質性便秘」の代表的なものは大腸がんによるものです。ですから、突然始まった便秘には注意が必要です。

知ってるようで知らない排便のしくみ

便秘の対処法を考えるとき、まず排便メカニズムについて明確にしておくと理解しやすいので、ここで解説しておきます。

まず、口から入った食物は胃で消化されます。その後、胃から小腸に送り込まれた液状の食物残渣《ざんさ》は、右側の上行結腸で腸内細菌によって分解され、さらに水分が吸収されて泥状になり、横行結腸を経て、左側の下行結腸へと移行していきます。そしてS状結腸に移行するまでには半固形となり、ここで初めていわゆる「便」となるのです。

S状結腸で一定量の便がたまると、食後の胃・結腸反射（胃の中に食べ物が入り、胃壁が伸びると結腸が動き始める反射作用のこと）、大蠕動によって一気に直腸に送り込まれます。

直腸に便が移行すると直腸が伸展し、腸壁内の神経叢《そう》を刺激することで、直腸の収縮運動を引き起こします。これを直腸反射と呼びます。それと同時に、骨盤神経を経て刺激が大脳に達し、便意として意識されるのです。

その後、直腸上部の収縮、内《ない》・外《がい》肛門括約筋《かつやくきん》の弛緩《しかん》により、便が体外に排出されることになります。

ここで問題になるのが「便意」です。便意はある程度、意識的にコントロールできますが、我慢したり不規則な食生活を続けていたりすると、便意は低下し（最終的に便意が消失してしまうこともあります）、便秘を起こしやすくなります。

また、加齢も便秘の大きな要因になります。

腸の老化で起こる負のスパイラル

では、どうして高齢者になると便秘の人が増加していくのでしょうか。

具体的に次のような変化が影響を与えていると考えられています。

①生理的変化

②食生活の変化（食事量の低下）にともなう食物繊維摂取量の低下
③腸管壁の強さの低下（図表1－3）
④腹圧の減弱
⑤体を動かさない等の生活習慣
⑥高齢者特有の病気に起因するもの（肺気腫や心不全など）
⑦全身性の各種疾患によって処方されている薬によって障害が表れるもの
⑧下剤の乱用により便秘が長期間となり、下剤の効力が低下し、センナなどのアントラキノン系下剤の量が増加することによるもの（後述の結腸無力症に結びつくこともあり）
⑨精神的にうつ状態となり、腸の働きが低下することによるもの

とくに高齢者になると、排便障害などの身体的要素と、脳梗塞や脳出血等の脳血管障害（たとえば、便を排泄しようとするとか、直腸で便意を感じるといった中枢神経からの命令系統・知覚系統の機能低下）や、うつ症状等の精神的要素が複雑に絡み合っているのが特徴です。

つまり、排便が困難になればなるほど、毎日の生活の中でそれが不安要因として大きく

（図表1-3）年齢とともに腸の弾力（強度）が失われる

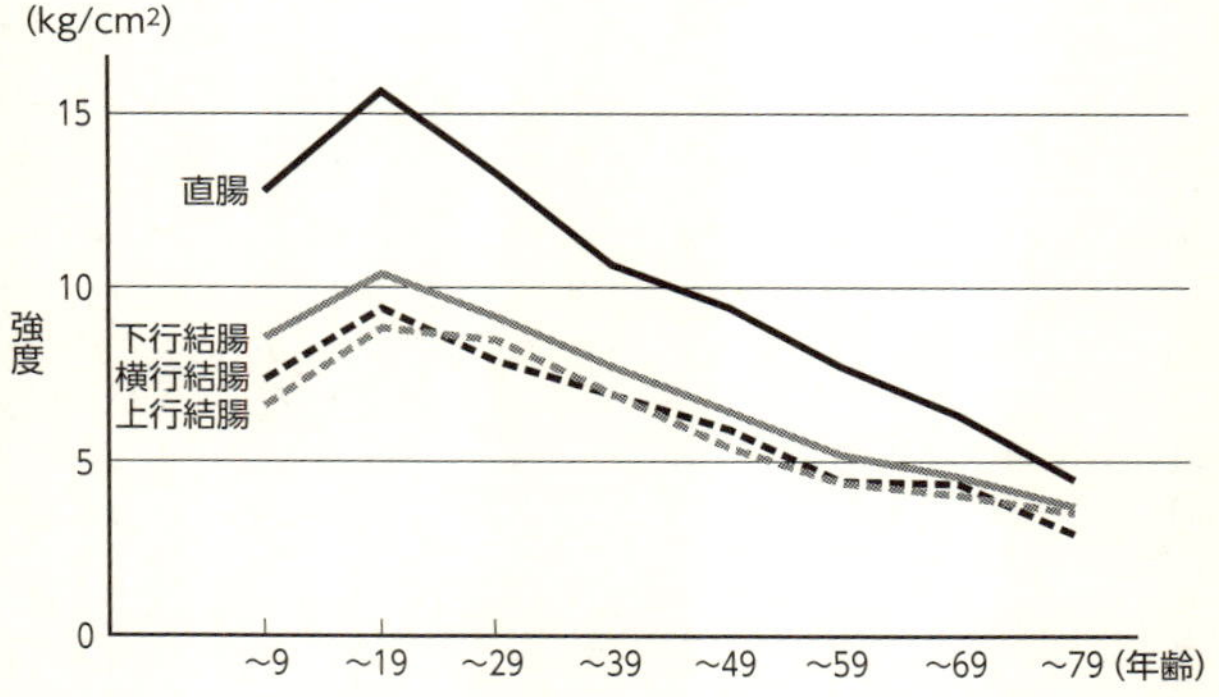

「ヒト腸管壁各部分の強さの年齢比較」（Hosoda S. et al.: Age-Related Changes in the Gastrointestinal Tract, Natrition Reviews 50, 1992より）

なり、それがさらに排便を困難にするという負のスパイラル傾向が見られます。

このような特徴を考えず、ただやみくもに下剤を利用するだけでは、根本改善には至らないのです。

年齢とともに落ちる腸の弾力

では、加齢による変化を具体的に見ていきましょう。

それには、生理的変化に加えて、食事や生活環境などが複雑に関わってきます。

食事に関しては、加齢にともなって食事内容が変化したり、食べる量が減ることがあります。生活環境に関しては、退職などによるライフスタイルの変化が挙げられます。

さらには、加齢により大腸壁の弾力の低下、腸管の蠕動運動に関わる腸管神経叢の働きの低下、腸管免疫の主役である分泌型ＩｇＡの産生の低下、腸内細菌叢（腸内フローラ）の変化などが認められています。

次項よりそれぞれの変化をもう少し詳しく見ていきましょう。

腸の免疫力の低下

加齢により、全身の免疫力も低下するといわれています。

では消化管の免疫、つまり消化管関連リンパ組織（gut-associated lymphoid tissue：ＧＡＬＴ）の加齢による変化はどうなるのでしょうか。

少し専門的になりますが、ＧＡＬＴは、消化管粘膜に分布するリンパ球、小腸のおもに回腸に多く分布するパイエル板、虫垂、腸管膜リンパ節などによって構成されています。

そのリンパ装置の量は、全身のリンパ球の約60％が腸に集中しているといわれるほどで、消化管（とくに小腸）が大きな免疫臓器であるといわれる所以《ゆえん》です。

その機能は、粘膜を経由して侵入した病原性細菌やウイルス等を効率よく排除し、またそれらに対する特異的抗体を産生分泌し、粘膜内で細胞性免疫を誘導することにあります。

そんなGALTは加齢によって当然ながら変化します。マウスにおける動物実験で、小腸における分泌型IgAの機能は、加齢によって低下することが明らかになっています。さらに腸粘膜において分泌型IgAの量は、若年者のほうが高齢者よりも有意に高いことが認められています。

このような結果から、高齢になるとGALTの機能、つまり腸の免疫機能が低下することが示されているのです。

腸の免疫力が低下することが、大腸がん罹患《りかん》率の増加の一因となっているかもしれません。図表1－4に示すように大腸がん罹患率は、年々増加の一途をたどっているのです。

腸の運動機能の低下

大腸の腸管運動機能の低下も、腸の不調・便秘の原因になっています。

大腸では、蠕動運動と分節《ぶんせつ》運動（一定の間隔で腸管が収縮してくびれる運動）により、

(図表1-4)日本人に増えている大腸がん(罹患率)

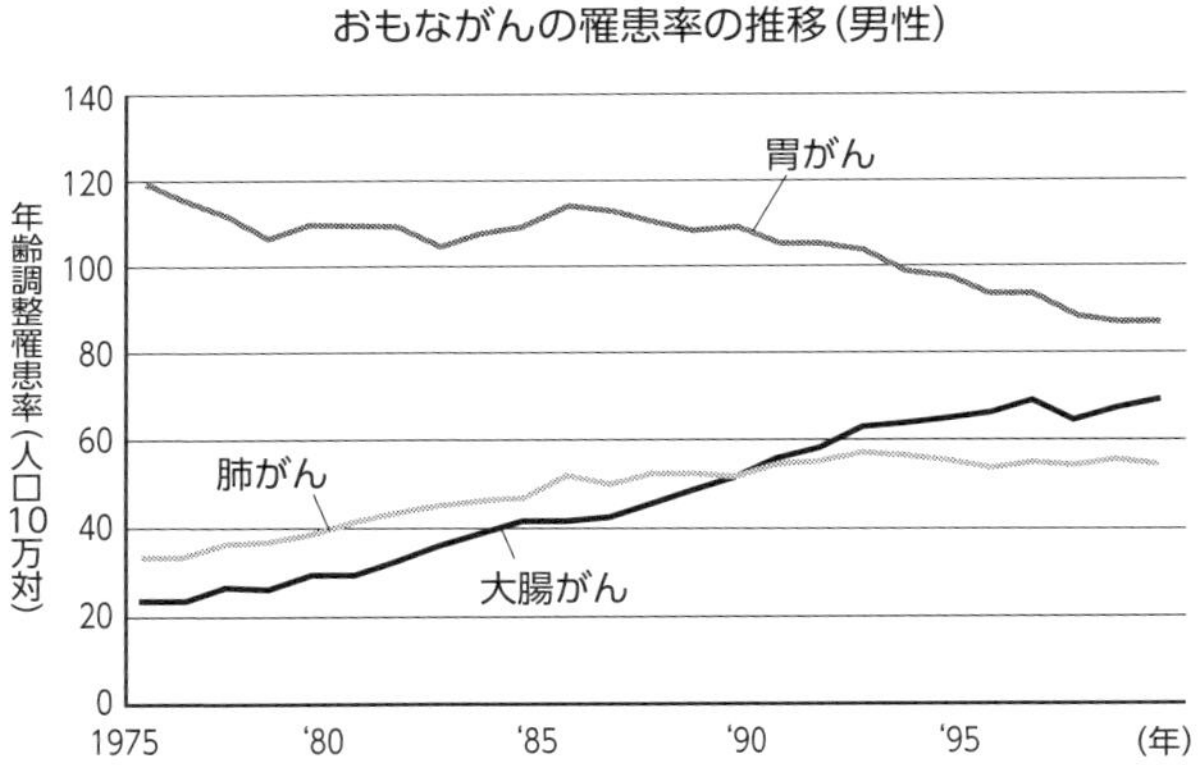

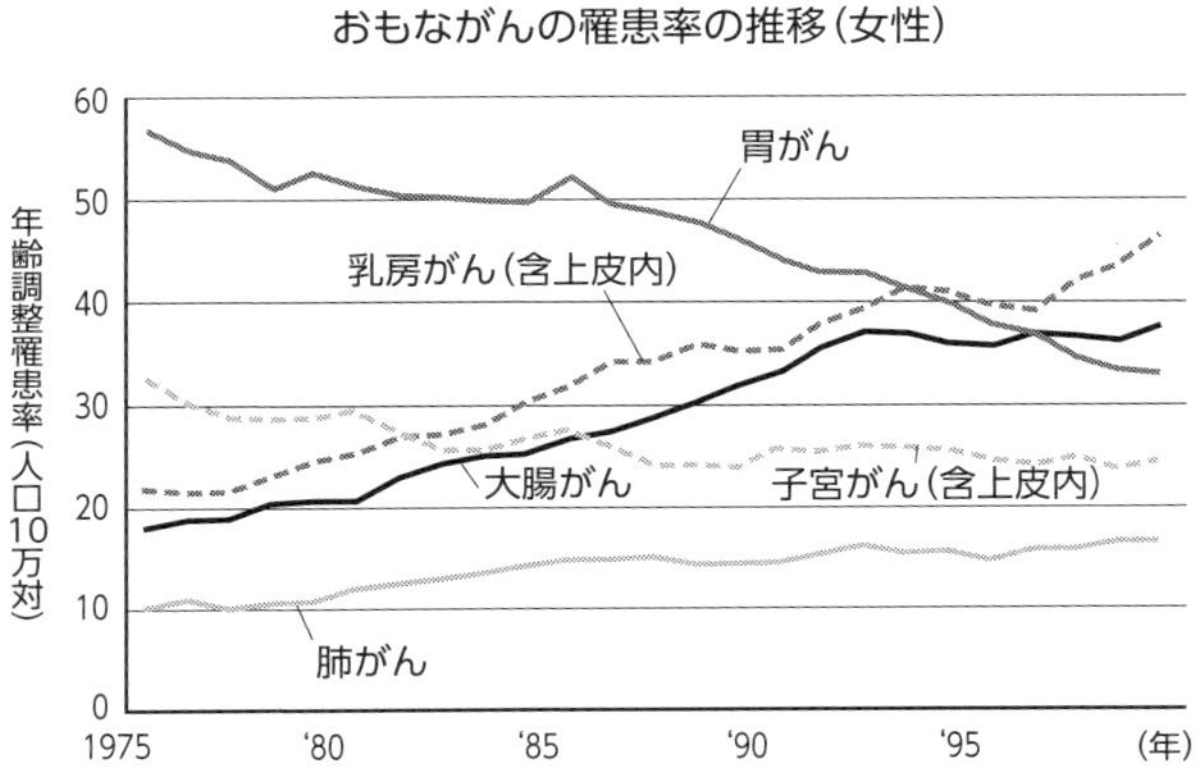

(図表1-5)日本人に増えている大腸がん(死亡率)

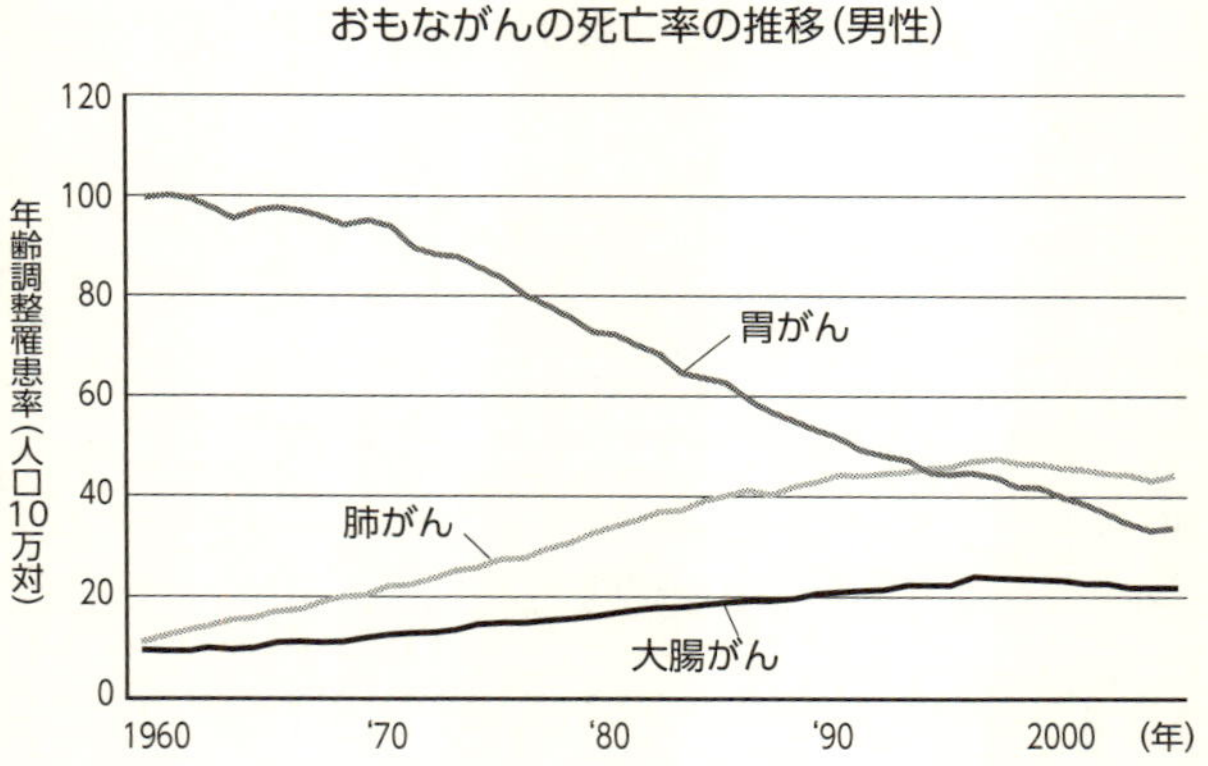

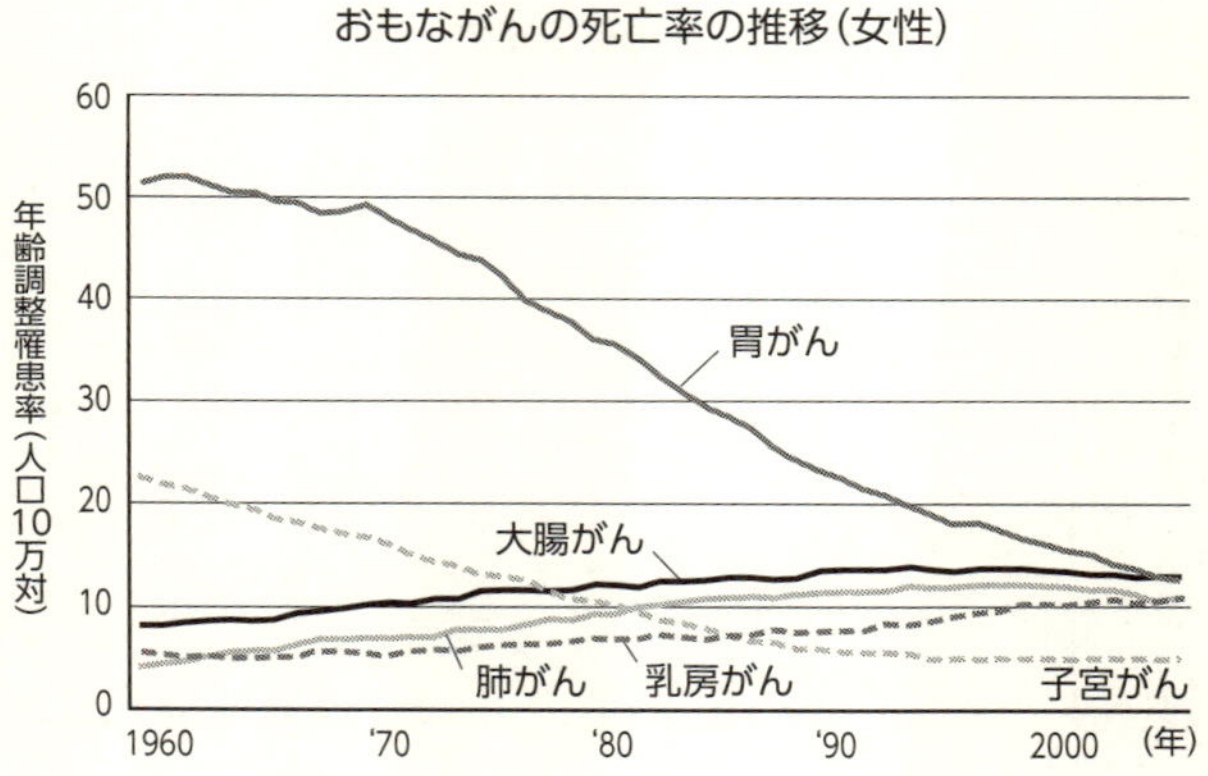

腸の内容物を送り出すことになります。高齢者では、この通過に時間がかかるようになり、とくにS状結腸と直腸で明らかな通過時間の延長が認められています。

つまり、腸の弾力性の低下につれて、大腸運動機能の低下等が加齢とともに強まり、高齢者の便秘につながるといわれています。

さらに、先に挙げた食事摂取量、食物繊維摂取量の低下とともに、加齢による胃・結腸反射の減弱、腹圧の低下等が加わることで、腸の不調・便秘が悪化しやすくなるのです。

腸内細菌も老化する

さらには、腸内細菌叢（腸内フローラ）も加齢の影響を受けます。

ヒトの成人の大腸内容物1gあたりには、一千億から数千億の細菌がおり、その種類も数百種類以上といわれています。腸内細菌叢の変化は、加齢とともに生じ、乳児が離乳食を摂るようになると、すでに成人に近い状態になると考えられています。

さらに図表1－6に示すように、老人においては細菌叢が減少し、善玉菌であるビフィズス菌も減っていきます。このような変化は、腸内細菌叢の老化と考えられています。こ

（図表1-6）腸内細菌も老化する!?

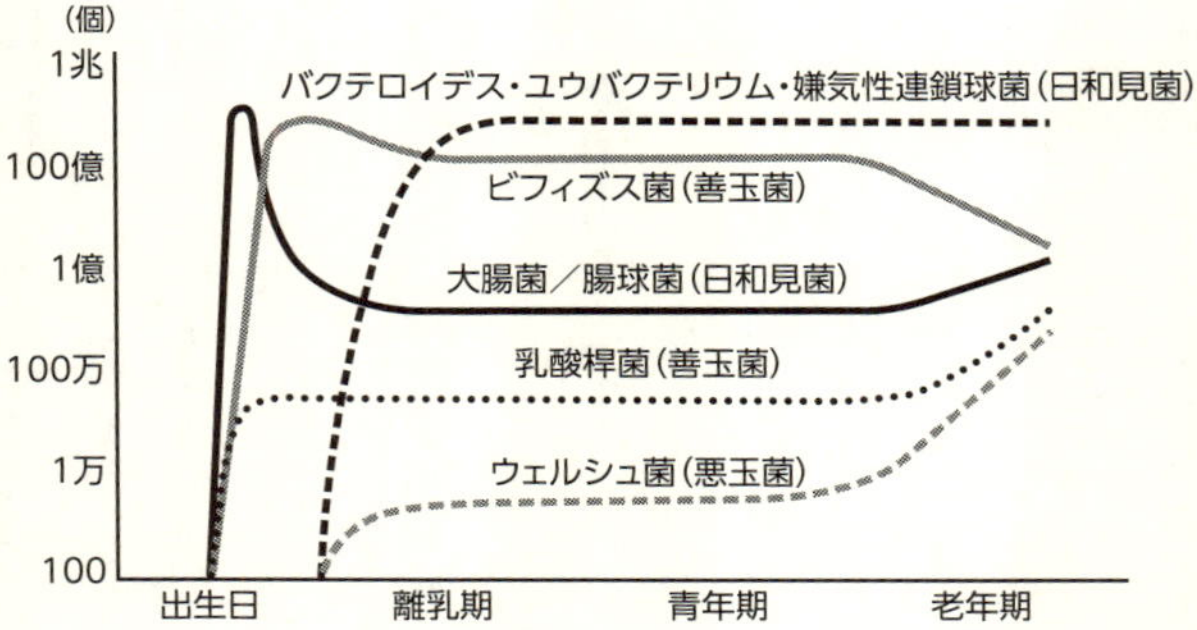

光岡知足（1972年）

の変化の原因には、食生活の変化や、大腸の生理的機能の低下が関与しているといわれています。

そして、腸の機能は「子ども返り」していく

このようにさまざまな要因が組み合わさって腸の不調・便秘を引き起こしていると考えられるのですが、もうひとつ、長らく高齢者の腸を診察してきて、気づいたことがあります。

人間の排便機能は、3歳までは未完成といわれています。つまり直腸機能、肛門機能が成人と異なるため、意識して排便がコントロールできないのです。

小児は、9か月～3歳くらいの間に不随意（無意識の）排便から随意（意識的な）排便へと移行し、

排便習慣が形成されていきます。ですので、生まれてから３歳前後までは、オムツをしていないと排便のコントロールが難しく、気づかないうちに排便してしまうということになるのです。一般的に、３歳以降になると自分の意思で、排便をコントロールできるようになります。

便は直腸内に送られると、直腸壁を伸展させ、直腸壁内圧が30～50㎜Hgくらいに高まることにより排便反射が起こり、肛門括約筋が弛緩して排便が始まります（通常、大人は、直腸の内容が１５０～２００㎖になると、内圧は50㎜Hgに達するといわれていますが、小児ではそれ以下ということになります）。

肛門は、意思とは無関係に働く不随意筋（平滑《へいかつ》筋である内層の輪状《りんじょう》筋と、外層の縦走筋で構成される内肛門括約筋）と、意思によって働く随意筋（横紋《おうもん》筋からなる外肛門括約筋）によって二重に制御され、むやみに便が漏れないようになっています。

ところが、３歳頃までは直腸・肛門機能が発達段階にあり、自分の意思では排便コントロールができません。とくに肛門機能が発達段階であるため、オムツが必要となるのです。

これが３歳以上になって、便が直腸に貯留《ちょりゅう》して内圧が一定以上になると、大脳に刺激が伝わって、排便反射によって便意が起こります。この反射で内肛門括約筋が開きますが、トイレに行って排便の体勢をとるまでは外肛門括約筋の力で排便するのを耐えられるのです。そして排便しようとする意思のもとで、いきみと腹圧等によって便が押し出され、肛門を開いて排便することになります。

ところが、高齢になるにしたがって、前述のように、直腸内に便が貯留しても便意が生じない人が出現してきます。

このような人は、便が直腸内に長時間貯留するので、直腸内で水分がさらに吸収されたり、便量が増加するため、ひと塊《かたまり》になって直腸内に滞り、排便がストップしてしまいます。これは、幼少児で起こる便秘のタイプと非常によく似ています。

つまり高齢者の便秘の中で、直腸機能が衰えたタイプは、3歳以下の便秘とよく似ているのです。

これは、ある意味では、直腸機能に関して高齢者の幼児返り現象といってもよいかもしれません。また、高齢になると内肛門括約筋と外肛門括約筋の両者とも機能が低下してくるので、便失禁という状況になる場合もあります。これもある意味で、肛門機能の幼児返りといえるのです。

第１章のまとめ

①腸が元気な人は、高齢になっても病気をしにくい。
②高齢者の便秘の原因には、老化によるものと、何らかの病気によるものとがある。
②超高齢者になると、腸の機能が〝子ども返り〟をすることがある。

第2章

腸から老化を防ぐ最新医学

——腸の健康に水溶性食物繊維がとくに重要な理由

腸の老化の代表的な自覚症状

高齢者はさまざまな機能が低下しているため、一般的な便秘の症状に加え、ほかのいくつかの自覚症状も出現してきます。代表的な自覚症状として、次のようなことが認められることがあります（これらの症状のうち、いくつかは高齢者でなくても認められるものです）。

①便が細くなる

食事の量が減少したり、やわらかいものを食べたりする傾向にあるため、食物繊維の摂取量が減少して起こる。

②便が硬くなる

腸の運動が低下して、ゆっくりと食物残渣（便のもと）が腸の中を通過していく間に、水分がより吸収されることによって起こる。

③排便時間が長くなる

高齢になると腹筋が弱まるので、力むことが困難となり、便が一気に出せない状態となる。

④うまく排便できない

体力や筋力の低下のため、力んでも腹圧が上がらず、うまく排便できない。また、括約筋（肛門を引き締める筋肉）の低下でも起こってくることがある。

⑤残便感が生じる

直腸の動きが悪く、便がたまっているのに出せない。または、直腸の感覚に異常をきたし、便がないのに便があるように感じる。

⑥便意がない

直腸の感覚神経の低下、ならびにその感覚を受け取る中枢神経の働きが低下してくることで起こる。

⑦腹痛・腹部膨満感が生じる

便またはガスが貯留して、お腹が張ったり、ひどい腹痛の原因となったりすることがある。

以上のような症状をひとつでも自覚するようになったら、腸の老化が進んでいると考えられるので、早めの対処が必要です。

あなたの腸の老化度チェック

では、腸の老化がどの程度進んでいるかの目安となる、腸機能のチェックテストをしてみましょう。

［腸機能のチェックテスト］

□①下剤を服用しないと３～４日に１回しか排便できない
□②便がたえず硬い
□③排便ができないでいると、お腹がどんどん張ってしまう
□④日頃、体を動かしたり、歩いたりすることがあまりない
□⑤１日１～２食である
□⑥便意が起こっても我慢することがある
□⑦下剤を使うようになってからまだ１年以内である
□⑧自然な便意が起こらない
□⑨下剤を使わないとまったく排便ができない
□⑩下剤を使って排便するのは週に１回程度である
□⑪下剤を使うようになってから１年以上５年未満である
□⑫お腹のガスが以前と比較して臭いと感じる
□⑬下剤を毎日使っている
□⑭下剤を飲む量が、常用量より多い（連日でなくても）
□⑮下剤を飲む量が、常用量より２倍以上多い

□⑯ピーク時に比べて体重が10kg以上減少している
□⑰下剤を5年以上使い続けている

[診断]

・①〜⑥のいずれか（あるいはいくつか）に当てはまる人→軽症

毎日とはいかなくても定期的に排便があるものの、腹部の膨満感などの腸の不快な症状があるのではないかと考えられます。この状態であれば、排便力を取り戻すことは比較的容易です。食事をはじめとした生活を見直して改善していきましょう。

・⑦〜⑩のいずれか（あるいはいくつか）に当てはまる人→中程度の症状

すでに自分では便が出にくくなり、困ったときに下剤に頼る生活をしているはずです。このタイプの人は、3〜4日に1度、または週末のたびなどに下剤を服用して、まとめて排便するという人も少なくありません。このままでは数年以内に下剤を連用するようになり、大腸メラノーシスなどの副作用が表れることがあります。

・⑪～⑭のいずれか（あるいはいくつか）に当てはまる人→重症

自然の便意が完全に失われ、放置しておくと1週間でも2週間でもまったく排便がない状態でしょう。下剤もすでに手放せなくなっているはずです。排便力を取り戻すためには時間も根気も必要になりますが、生活習慣の見直しと排便改善のリハビリテーションで排便力を取り戻すことは可能です。

・⑮～⑰のいずれか（あるいはいくつか）に当てはまる人→下剤依存症

下剤依存症が進行している状態です。すでに便秘やそれにまつわるトラブルで医療機関にかかっていると考えられます。また、大腸内視鏡検査を受けるとかなりの確率で大腸メラノーシスが見つかるはずです。

以上のようなチェックリストで、まずは自分の腸の状態をチェックしてみてください。症状が重ければ重いほど早めに改善策を講じないと、下剤依存症が進んでしまう危険性が高いのです。

高齢になればなるほど、前述のように腸の機能は低下していきますので、腸の機能が完全に低下してしまう前に、食事療法などで腸管運動を補佐するようなものを摂っていくことが重要です。気づいたときから後述する腸機能低下防止の食事（第3章）、生活習慣（第4章）を開始しましょう。

高齢者の便秘が身体・精神に与える影響

高齢者になると避けて通れないのが、身体機能と意欲の低下。それまで難なく「できていたこと」が「できなくなってくる」ということ。そして、自分の役割の喪失感による精神的な気分の落ち込み等が挙げられます。

これらのうち、どれかひとつでも自覚症状として出現してくると、腸の不調をもたらし、排便にも悪影響を与えることになります。ただでさえ便秘気味なのに、精神的な落ち込みによってより排便ができないでいることで、悪循環が生じます（図表2－1）。

日々、臨床の現場で高齢者の日常生活を見聞きしていると、少なからず機能低下は認められるものの、日常のQOL（生活の質）の低下を防ぐことはできることがわかります。

とくに便秘等の排便障害は、高齢者のうつ病を招きやすいのですが、排便が良好になる

(図表2-1)便秘が身体的・精神的に与える影響

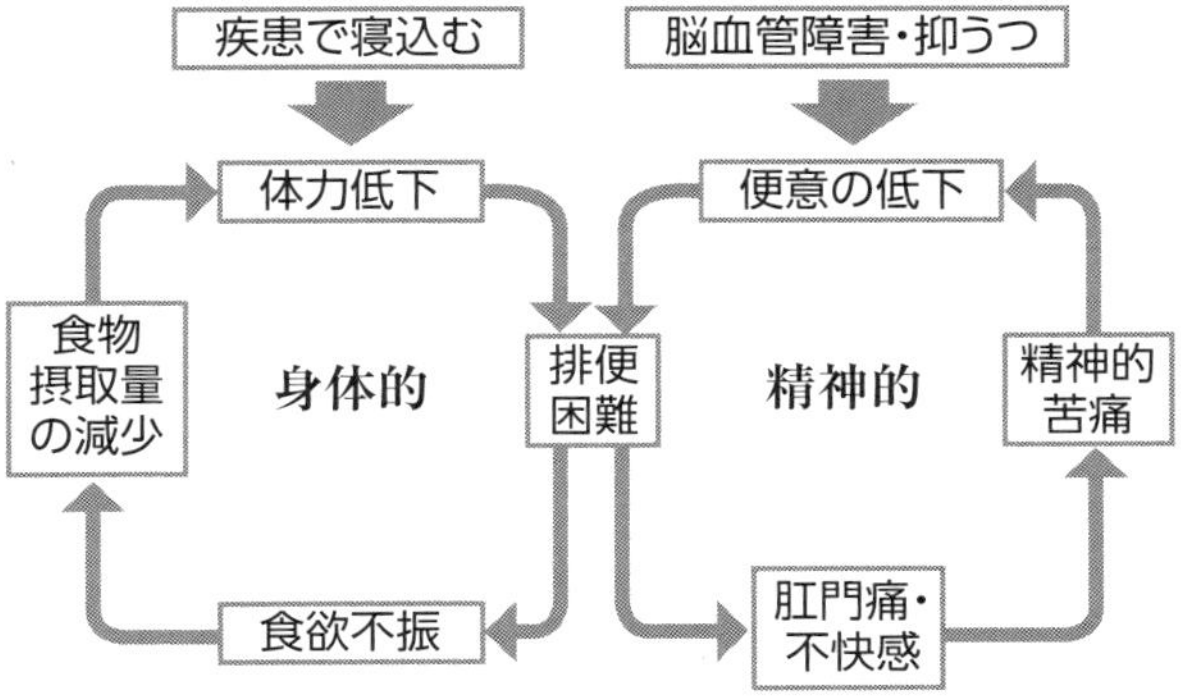

と、精神面の活性化につながることもよくあります。

それだけ高齢者にとって、排便は日常生活の中で大きなウエートを占めているのです。

したがって、排便コントロールを適切におこなうことが必要なのです。

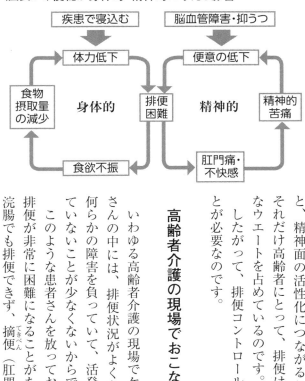

高齢者介護の現場でおこなわれる便秘対策

いわゆる高齢者介護の現場でケアを受けている患者さんの中には、排便状況がよくない人が多くいます。何らかの障害を負っていて、活発な運動等をおこなえていないことが少なくないからです。

このような患者さんを放っておくと、便が硬くなり、排便が非常に困難になることがあり、ひどい場合には浣腸でも排便できず、摘便《てきべん》(肛門から便を摘出する医療行為）が必要となることもあるのです。

さらに排便状況が不明で、何日も排便がなかったり、あるいはお腹の手術の既往があったりすると、腸閉塞の危険性もあります。したがって、ある程度の日数（1～2日程度）で排便させるように仕向けることが、高齢者ケアの場合には必要となってくるのです。

便秘が大腸がんを引き起こす？

現時点では、便秘が直接の原因となって引き起こされる病気があるとは、医学的には言い切れません。しかし、しっかりと排便のコントロールをおこなわないことで、病気を引き起こすリスク要因になることは十分にあり得ます。

とくに若い頃から便秘であったりすると、定期的な老廃物排出が難しくなるためか、大腸がんの危険性が増加するという報告もあります。

というのは、大腸内視鏡検査で発見される大腸がんの部位を調べてみると、肛門から約30～40㎝のところ、つまり、便のたまりやすい直腸、S状結腸の部位であることが70％なのです。大腸がんの原因はいまだ特定されていませんが、原因になりそうな老廃物を貯留させないようにするのが望ましいと考えられるのです。

75歳以上に多く見られる結腸無力症に注意

75歳以上の高齢者の慢性便秘症の患者を診察していると、比較的多く見られる症状に結腸無力症（Colonic inertia）があります。結腸無力症とは、結腸の便輸送機能が極端に低下している場合に使われる疾患名です。

結腸無力症の原因は明らかではなく、その治療もほとんどの患者で下剤の多量投与による保存的治療がおこなわれているのが現状です。

前述したとおり、腸管の弾力性は、60～70歳以降になると20歳時に比較して大きく低下すること、食事量の低下、運動量の低下、腹圧をかけるための腹筋の低下なども重なって症状が悪化すると考えられますが、なかには下剤を大量に投与しても症状の改善が見られない患者さんにぶつかることもあります。

ほかの病院で長期にわたって下剤を投与され、結腸無力症が認められるような病態で私のクリニックに来る患者さんに、過去に服用していた下剤の種類を聞いてみると、その多くはアントラキノン系下剤（30ページ）を比較的多量に服用しているケースが多いのです。

アントラキノン系下剤を長期にわたって連用しますと、前述したように、腸管粘膜が褐色～黒褐色になる大腸メラノーシス（大腸黒皮症）になるケースが多く見られます。

大腸メラノーシスになっても、最初のうちは便秘の症状以外に、すぐには大きな自覚症状は認められないことが多いものです。しかし、大腸メラノーシスになると、アントラキノン系の代謝産物が、腸管神経叢に障害を起こし、その結果、腸管運動の障害となる可能性が指摘されています。

したがって、先の結腸無力症は、ある意味で大腸メラノーシスを放っておいた先にある、最悪の状態を指しているとも考えられます。

通常、結腸無力症の診断は、臨床症状と大腸通過時間検査にもとづいておこなわれます。

下剤常用者に多い大腸黒皮症（大腸メラノーシス）

繰り返し述べてきたとおり、大腸黒皮症（大腸メラノーシス）は、センナ、大黄、アロエ等のアントラキノン系下剤を連日1年以上服用していると起こってきます。

日本で販売されている医薬品の下剤、一般薬の下剤の約70%がアントラキノン系下剤か、あるいは一部にアントラキノン系を含有している薬剤です。

漢方なら生薬《しょうやく》だから安心と思っている患者さんがいますが、これは大きな間違いです。便秘によいとされる漢方製剤の11種類中すべてにアントラキノン系の一種である大黄が含有されています。連日にわたって服用していると、知らないうちに大腸メラノーシスが出現してくることになるのです。

また、腸によいといわれるお茶やサプリメントも気をつけなければなりません。というのも、お通じによいセンナの茎入りなどとして販売されていますが、じつは茎には葉の成分が付着しており、毎日摂取していると、アントラキノン系下剤を連用しているのと同じになり、大腸メラノーシスが出現するようになってくるからです。センナ茶は食品扱いにはなっていますが、以前、新聞紙上でも問題になったことがありました。

大腸メラノーシスになってしまうと、アントラキノン系の下剤を減量していくことが非常に困難になってしまいます。ですから最初の治療方法が重要です。

これは腸の老化を防ぎ、健康を維持するうえで、とても大きな問題なのです。

冷えが招く腸力低下の大問題

冬に温度が低下してくると、お腹が張ってくることは、誰もが一度や二度は経験したことがあるのではないでしょうか。とくに慢性便秘症の人は、気温が低下すると便秘の症状が悪化する傾向が見られます。それは高齢者の慢性便秘症の人でも同じです。

とくに高齢者は、気温が低下してくると、暖かい室内に閉じこもりがちで、外出する機会が減少してきます。これも便秘を悪化させる一因になります。

ではなぜ、冬になって気温が低下すると腸の運動が低下してくるのでしょうか。

それは、気温が低下すると、体内の中心部の温度を維持する交感神経が優位になるため、末梢の血管を収縮させることによって中心部の血流を維持して、体温を維持しようとする働きが起こるためです。

自律神経には交感神経と副交感神経があることはよく知られていますが、腸の蠕動運動は副交感神経が優位になると活発になります。交感神経は腸の働きを抑制的にする方向に働くのです。

（図表2-2）自律神経が腸と体におよぼす影響

交感神経	◀	自律神経	▶	副交感神経
蠕動運動消極化（便秘傾向）	◀	腸	▶	蠕動運動活発化（便通良好）
悪	◀	血行	▶	良
多	◀	活性酸素	▶	少
高	◀	体温	▶	低
浅く速い	◀	呼吸	▶	深くゆっくり

そのため、交感神経優位が続けば、腸管運動抑制につながり、排便力の低下を招くというわけです。

もともと加齢とともに腸管機能が低下しているところに気温が下がると腸の状態が悪化するのはこのためです。

では、気温が下がる冬などにはどうすべきかというと、入浴などで体、とくに腹部を温めて、血行をよくすることです。こうすると、一時的にせよ腸の運動が亢進《こうしん》し、お腹のガスの排出がよくなり、腹部膨満感等の自覚症状が軽減していきます。

また、詳しくは第4章で紹介しますが、ペパーミントを使用した温湿布をお腹に貼ることなども効果的です。

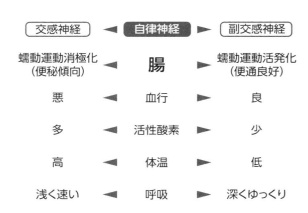

ストレスが腸におよぼす影響

一般的にストレスとは、心理的ストレス（つまりは心の問題）を指しますが、じつは前項で挙げた寒冷時の身体的ストレスなども体には大きな影響を与えます。

また、高齢者になればなるほど単身で暮らす人が多くなり、ストレス増加の原因にもなっています。

このようなストレスが体内に認知されると、自律神経の交感神経が優位となり、緊張モードになることで、胃腸の運動が抑制されてしまうので、できるだけリラックスした状態を保つことが重要です。

リラックスモード（副交感神経優位）になるために有効なひとつの方法が音楽療法です。これも詳しくは第4章で紹介しますが、とくにスローテンポでゆったりした開放的なメロディーの音楽を聴くことがおすすめです。

腹圧を維持するために必要なこと

自分で試してみればわかるのですが、便を押し出すのに大きく関与しているのは、腹圧です。

腹圧とは、いったいどんなものなのでしょうか。

腹圧は、いきむことで高まりますが、そのためにはまず、胸の横隔膜《おうかくまく》をなるべく下方へ下げ、動かないように固定することから始まります。

ところが横隔膜は、呼吸とともに動くため、呼吸をしながらでは力を込められません。つまり、喉にある声門《せいもん》を一時的に閉めなければならないのです。

スムーズに排便するためには、このいきむ力が、直腸にたまった便を押し出す力のひとつとして作用しなければなりません。

ところが高齢になると、トイレでいきんでも体力の低下にともない腹圧がかかりにくくなっているので、直腸からの便の排出が困難になってくるのです。

そのため、腹筋をはじめとした筋力維持も、腸の老化防止にとって、とても重要になってきます。

歩かなくなると腸も動かなくなる

高齢になるにともなって体内の諸臓器の働きが低下し、体を動かす筋肉も弱くなってきます。また、運動不足、体力低下、食事量の減少等が腸管の運動を低下させます。とくに歩行しないと腸管はあまり動かなくなります。

たとえば、入院して長期間にわたってベッドで横になっていると誰もが便秘傾向になるのは、このためと考えられます。

なかでも高齢者では、日常生活の中で外に出る機会が減少し、働いていた時代に比べて歩かなくなる傾向があります。このような状況では、腸管運動の低下が起こりやすくなるのです。

ですから、毎日欠かさず30～60分間程度は外出して歩くことが、下肢《かし》の筋力低下予防による寝たきりを防ぐばかりでなく、腸管運動低下の予防にもつながってくるのです。

食べる量、噛む力も腸に影響

高齢者になると、食欲が減退し、噛む力も弱くなったりするので、食べる量が少なくなり、それにしたがって食物繊維の摂取量も少なくなってきます。

まずは一食だけでも食物繊維（とくに水溶性食物繊維の多いもの。たとえばキウイフルーツなど）の豊富な食材を摂るように心がけるとよいと思います。

食物繊維でも、不溶性食物繊維の多いものばかりを摂りすぎると（たとえば玄米などは不溶性食物繊維が多く含まれ、未消化になりやすい）、かえって便秘の状況を悪化させることがあるのは前述したとおりです。

とくに腸の機能が低下している高齢者は要注意です。

腸にいい水溶性食物繊維が糖尿病をも改善？

消化器医学の最近のトピックとして、腸内環境と食物繊維、糖尿病との関連が話題になっています。

アメリカのルイジアナ州立大学のフランク・グリーンウェイ教授らは、大麦などに含まれる水溶性食物繊維であるβ《ベータ》－グルカンと、タマネギやゴボウなどの野菜に含まれる同じく水溶性食物繊維のイヌリン、およびブルーベリーの色素成分で抗酸化成分であるアントシアニンなどを合体させた「腸内フローラに効く糖尿病の新薬（ＧＩＭＭ）」を作り出しました。

イヌリンは腸内で分解されて（短鎖脂肪酸《たんさしぼうさん》。後述）腸のエネルギー源になり、β－グルカンは腸のエネルギー源、腸内細菌の栄養分になるばかりでなく、粘調性の性質が腸内を腸内細菌にとって棲《す》みやすい環境にするといわれています。

この新薬ＧＩＭＭを、臨床試験で糖尿病予備群、または初期の糖尿病患者を対象として、朝夕2回、摂取してもらいました。

その結果、ＧＩＭＭを摂取した人は、食後のインスリンが分泌しやすくなり、血糖値の上昇が抑制されることが確認されました。

これについてグリーンウェイ教授らは、ＧＩＭＭ摂取後、腸内で産生された短鎖脂肪酸に、糖尿病を直接的に改善する効果があるのではないかと指摘しています。

このように、β－グルカンやイヌリンといった水溶性食物繊維は、新薬開発にも応用されているのです。

ＧＩＭＭは、２カップのブルーベリーと２・５ｇの大麦β－グルカン（大麦１００ｇ相当）を中心に構成されているので、ＧＩＭＭを服用しなくても、朝食にもち麦（大麦の一種で、もちもちしているので大麦よりも食べやすい）とブルーベリーを摂ると、血糖値が上がりづらく、しかもセカンドミール効果（最初に摂った食事＝ファーストミールが血糖値を上げないものだと、次に摂った食事＝セカンドミール後の血糖値上昇をも抑えてくれること）も期待できるということです。

β－グルカンは大麦やもち麦、オーツ麦のほか、キノコ類に多く含まれています。

イヌリンは、野菜（玉ねぎ、アスパラガス、ゴボウ）のほか、穀物、果物（バナナ、ベリー）にも含まれており、ブルーベリーにも含有されています。またイヌリンは、人の消化管で直接的に代謝され、排便量を増やすだけでなく、健康的な腸内フローラの形成に貢献するといわれています。血糖値の上昇抑制効果も知られています。

これらの食材の組み合わせは、糖尿病予防や腸内環境改善のために、とても理にかなった組み合わせといってよいでしょう。

腸内細菌と糖尿病の密接な関係

糖尿病の話が出たところで、血糖値コントロールと腸内細菌の関係性の話にも触れておきましょう。

昭和30年〜40年代と比較すると、現在、糖尿病の罹患率は35倍以上にも増加しているといわれます。

過去と現代の食事内容を調べてみますと、当時の多くの日本人は、麦飯（米5〜8対大麦5〜2）を3食摂っていました。しかも、1日の摂取エネルギーの中で穀物（炭水化物）が占める割合は、現代よりはるかに高く70％前後ありました（現在は50％を切っている）。要は、穀物をいまより大量に摂っていたのです。

炭水化物抜きダイエットを中心に考える医師の間では、米や大麦などの穀物は摂ってはいけない最右翼の食材なのでしょうが、過去を振り返ってみると、麦飯の時代は糖尿病が少なかったともいえるのです。

ところが、かつてほど穀物を摂らなくなった現代のほうが糖尿病が多いというのは、何

（図表2-3）腸の健康維持に欠かせない「酪酸」

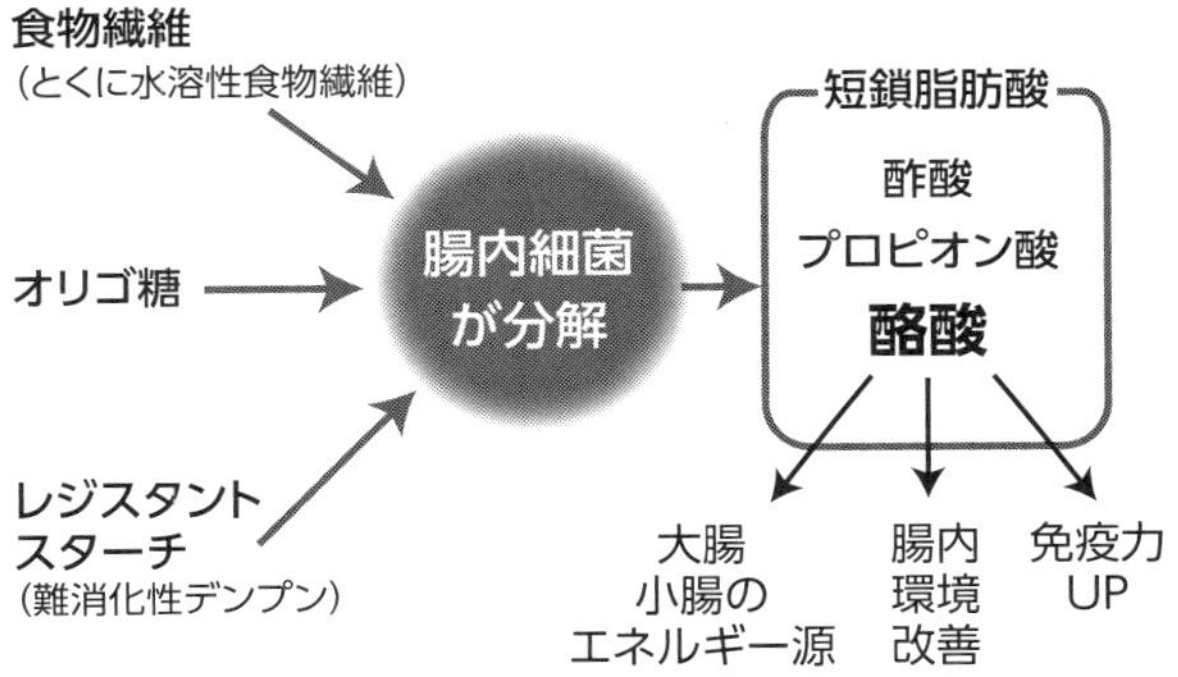

とも皮肉なものです。これは、大麦が入った麦飯の時代は、食物繊維、とくに水溶性食物繊維を多く摂っていたことが大きいと考えられます。

この水溶性食物繊維は、最近になって、腸内細菌によって分解されて、短鎖脂肪酸のひとつである酪酸《らくさん》が多く作られることが判明してきました（図表２－３）。

この酪酸は、腸内を酸性にして腸内環境を改善したり、次項で詳述しますが、免疫力をコントロールすることも判明してきました。

さらには、血糖コントロールと腸内細菌の間に関連があることも、２０１５年３月にアメリカ・イリノイ大学によって報告されました。血糖コントロールに関与している腸内細菌名までは特定されなかったものの、腸内フローラを改善することで血糖値が改善する可能性が高いことが確認されたのです。

それによると、血糖コントロールのいい群では、腸内細菌が多く、なかでも代謝や免疫機能を高める善玉菌が多かったのです。ところが、血糖値のコントロールがよくない群では、腸内で善玉菌が少なく、悪玉菌が増加していることが判明しました。つまり、糖尿病改善の鍵のひとつは腸内フローラが関与していることが明らかになってきたのです。

このことからも、糖尿病をはじめとした生活習慣病を予防するためにも、腸の健康を維持・向上させてくれる水溶性食物繊維が、とくに高齢者の場合は重要になってくるのです。

「酪酸」が腸の免疫力アップ、老化防止に寄与している

「酪酸」に関して、こんなトピックがあります。

２０１３年11月に理化学研究所より「腸内細菌が作る酪酸が制御性T細胞（T－レグ）への分化誘導のカギ」という研究報告がなされました。

制御性T細胞とは、過剰な免疫反応を抑えるブレーキの役割を果たす細胞のこと。簡単

にいえば、食物繊維の多い食事を摂ることで、腸内細菌による食物繊維の代謝が進む結果、多くの酪酸が作られて、この酪酸が炎症抑制作用のある制御性T細胞を増やしている、ということです。実際に大腸炎を起こさせたマウスに酪酸を与えたところ、制御性T細胞が増えて大腸炎が抑えられたのです。

最近の医学では、老化や生活習慣病の原因として、酸化ストレス（使われなかった酸素がタンパク質と結びつく現象。いわゆる錆《さ》びつく現象）や糖化ストレス（余分な糖がタンパク質と結びつく現象）とともに、慢性炎症が大きく関与しているのではないかと注目されています。

実際に、慢性炎症が起きている場所にはがんができやすいことが明らかになっています し、胃潰瘍の原因であるヘリコバクターピロリ菌に感染して（炎症を起こして）いると、胃がんになるリスクが高いともいわれています。炎症剤であるアスピリンを服用している人は、大腸がんになりにくいというアメリカの調査報告もあります。

つまり　腸内細菌は代謝産物のひとつとして酪酸を産生することで、大腸において制御性T細胞を増やして炎症を抑えるという、腸の老化防止、健康維持に欠かせない役割を果たしていることが明らかになってきたのです。

近年、食生活の欧米化にともなう腸内環境のバランスの崩れが、炎症性腸疾患増加の一因と考えられています。実際に、炎症性腸疾患の患者さんでは、酪酸産生細菌が顕著に減少することが指摘されています。また、炎症性腸疾患の症状緩和のために酪酸産生細菌の経口投与が経験的におこなわれている点から、酪酸が腸管免疫の維持、ひいては腸の健康維持に寄与していることが示唆されているのです。

第2章のまとめ

①腸の不調・便秘は高齢者のうつ病を招きやすい。
②下剤の連用が腸の老化を進めることもある。
③おもに水溶性食物繊維が分解して作られる「酪酸」が腸の老化防止・健康維持に重要な役割を果たしている。

第3章

腸の老化を止める食事術

――キウイ、バナナ、ココア、オリーブオイル…をこう摂る

腸の健康維持にとくに重要な10の食べ物・栄養素

ここからは、腸の不調・便秘を解消し、腸の老化を予防するための、家庭でできる効果的な方法を紹介します。

その際にもっとも重要になってくるのが、毎日の食事です。食べたものを消化・吸収し、一緒に入ってきた細菌や毒素などをその免疫機能で排除し、不要になったものを体外に排出する——腸は日々、食べ物と直接関わっているのですから、当然といえば当然の話でしょう。

そこで、この章では、医学的に認められている腸にいい10の食べ物・栄養素を紹介します。古くから腸の健康にいいと言われてきたものから、最近の研究で明らかになってきたものまで、最新の医学的知見も踏まえて、どのように摂ればより腸に効果的なのかを紹介していきたいと思います。

いずれも、スーパーなどで簡単に手に入るものですので、日常の食生活に取り入れて、腸の健康・老化防止に役立ててください。

1 食物繊維（とくに水溶性食物繊維）

日本人に足りない食物繊維

腸の健康に欠かせない食べ物・栄養素として、いの一番に挙げられるのが「食物繊維」です。食物繊維は、これまで見てきたように、腸の活動に欠かせない役割を果たすとともに、現代の日本人に不足している栄養素でもあるからです。

食物繊維とは、おもに消化吸収されない植物成分のことで、野菜や穀類、果物に多く含まれています。食物繊維は、最終的に大腸まで到達し、多くは便のもとになりますが、一部は腸の善玉菌によって分解されて、短鎖脂肪酸（酪酸、酢酸《さくさん》、プロピオン酸）になります。

ちなみに、腸は小腸と大腸に大別できますが、いずれも主たるエネルギー源は、糖ではありません。

小腸のエネルギー源の一番目は後述するアミノ酸の一種であるグルタミンで、二番目が食物繊維が分解されて生じる短鎖脂肪酸の一種である酪酸です。

大腸のエネルギー源の一番目は酪酸。つまり、食物繊維を摂らないと腸のエネルギー源を十分に得ることができないのです。

そんな食物繊維には4つの特徴があります。

①保湿性：水を含む性質
②粘性：水に溶けるとねっとりしたゲル状になる性質
③吸着性：コレステロール、便から発生する胆汁酸《たんじゅうさん》、食物の中の有害物質などを表面につけて、体外に排泄《はいせつ》する性質
④発酵性：善玉菌によって分解される性質（酪酸産生）

不溶性食物繊維と水溶性食物繊維の違い

さらに食物繊維には大きく分けて、不溶性食物繊維と水溶性食物繊維があります。

それぞれの特徴は次のようになります。

（図表3-1）食物繊維の種類

セルロース*	植物の細胞壁を構成する主成分。水には溶けないが、親水性が強く、水分を吸収すると膨張する。
ヘミセルロース*	陸生植物の細胞壁を構成する成分のひとつで、多糖類の複雑な混合物となっている。吸収力がたいへん強い。
リグニン*	植物の細胞壁を構成する成分のひとつ。細胞と細胞をつなぐ役目をしている強い物質で、ポリフェノールが化合したもの。
ペクチン	植物の細胞内の貯蔵多糖類で、細胞間の中葉、第一次細胞壁に多く含まれ細胞液の中にもある。果物に比較的多く含まれる。
グアーガム	インダス川流域の乾燥地帯原産のグアー（マメ科）の種子に含まれている。水に溶けやすく粘性が強いので、いろいろな食品の増粘剤に使われている。
コンニャク※マンナン	コンニャクイモに含まれるグルコマンナンのこと。水を吸うと膨張してネバネバしたコロイド状になり、これにアルカリを加え、加熱して固めたものが食用コンニャク。
アルギン酸	コンブ・ワカメなどの褐藻類に含まれている酸性多糖類。
ラミナリン	海藻に含まれる、水に溶けやすい多糖類のひとつ。種類、地域、季節などにより含有量が大きく変わる。
キチン*	エビ、イカ、イナゴなどの硬い殻の主成分で、動物性食品に多く含まれている。
コンドロイチン	煮魚のニコゴリやフカヒレ料理の粘質の複合多糖類。

＊は不溶性食物繊維、無印は水溶性食物繊維。
※は食用コンニャクになる過程で水溶性→不溶性になる。

◇不溶性食物繊維の特徴

水に溶けない食物繊維で、硬くて消化されず、胃や腸で水分を吸収して大きくふくらむので、適度の量であれば、腸を刺激して蠕動運動を活発にし、排便をうながしてくれます。また、大腸内で発酵すると善玉菌が増加するため、大腸の環境をよくしてくれる働きもあります。

穀類や芋類、豆類、根菜類に比較的多く含まれ、ほかにもカニの甲羅やエビの殻などに含まれるキチンも不溶性食物繊維のひとつです。

◇水溶性食物繊維の特徴

水に溶ける食物繊維で、ネバネバしていて、水に溶けてゲル状になり、食べ物を包み込むため、消化吸収を穏やかにし、腹持ちがよくなって、血糖値の急激な上昇を抑えてくれます。

また、コレステロールを吸収して、便と一緒に排出されるため、コレステロール値の増加を抑える効果もあります。

（図表3-2）不溶性食物繊維と水溶性食物繊維の特徴

不溶性食物繊維

・粘度（粘り気）が低い

・消化管を通過する時間が短い

・水分を吸収する作用が強い

・水分を吸収すると数倍から数十倍にふくれあがる

・便をやわらかくする

・腸を刺激して、腸の運動をさかんにする

・食べ物のカスを早く、スムーズに体外へ排出する

水溶性食物繊維

・粘度（粘り気）が高い

・消化管を通過する時間が長い

・鉄分の吸収を遅らせる

・コレステロールの吸収を阻害する

・食塩などのナトリウムと結びつきやすい

・発酵作用を持つ

(図表3-3) 2つの食物繊維の生理作用の違い

生理作用	水溶性	不溶性
そしゃく時間	短くなる	長くなる
胃内滞留時間	長くなる	やや長くなる
胃内 pH の変化	低下する	変化なし
胆汁酸・コレステロールの排泄	多くなる	変化なし
発酵性	広範囲で高い	限定的で低い
便の重量	軟便にする	増加させる
血清コレステロール	低下する	変化なし
食後血糖値	上昇抑制	変化なし

注) 発酵性：酪酸の産生しやすさ。水溶性食物繊維のほうが酪酸が産生しやすい

さらに、不溶性食物繊維と同様、大腸内で発酵すると善玉菌が増加し、大腸の環境をよくしてくれます。その効果は水溶性食物繊維のほうが高いことがわかっています。

キウイフルーツやリンゴ、バナナ、柑橘類などの果物、大麦やもち麦、コンブやワカメなどの海藻類に多く含まれています。

2つの食物繊維をどう摂ったらいいか

では、その食物繊維をどう摂ったらいいのでしょうか。

食物繊維は、どちらか一方だけでも摂ればいい、というものではなく、それぞれをバラ

ンスよく摂ることが重要です。

私が長年、患者さんを診てきた経験から導いた理想的なバランスは、不溶性食物繊維と水溶性食物繊維を2対1の割合で摂ることです。この割合は、慢性便秘症の人に対してポリデキストロースという水溶性食物繊維を連日7g摂っていただいた結果、下剤の減量や硬便の改善が認められたことから導き出したもので、日本食物繊維学会の論文にもなっています（ほかの腸の本で、この値がよく無断で使われているのは困ったものなのですが）。

食物繊維というと、野菜や穀物、芋類などをイメージする人が多いでしょう。たしかにそれらは食物繊維を多く含むのですが、不溶性食物繊維の割合が高い傾向があります。そのため、腸の働きが落ちている高齢者の場合では、摂りすぎると、腹部膨満感や便秘がひどくなってしまうことがあります。

実際、最近の高齢の便秘の患者さんの食事内容をチェックしてみると、食物繊維を摂ろうとするあまり、不溶性食物繊維を多く摂りすぎてしまう傾向が見られます。そのために便が硬くなり、ますます排便しづらくなっている人が少なくないのです。

その場合、水溶性食物繊維を比較的多く摂るようにすると、便秘が改善することが多いのです。意識的に水溶性食物繊維を含む食品を摂るようにすることで、理想の2対1に近づくことができるからです。

ただし、水溶性食物繊維の含有量の多い食べ物の中でも、海藻類のコンブやワカメ、キノコ類を摂るときに注意しなければならないことがあります。比較的消化が悪いものが多いということです。とくにコンブはよく噛まないと未消化となり、大腸にそのまま到達することさえあります。したがって、コンブなどの海藻類を摂るときは、よく噛むことが必要です。高齢者のひどい便秘、およびお腹の手術の既往のある人は摂らないほうが無難です。うまく噛めないのであれば、市販されている水溶性食物繊維の一種であるポリデキストロース含有飲料などで摂るといいでしょう。

実際に私のクリニックに来院する慢性便秘症の人に、この食物繊維飲料を摂取してもらって、排便状況・腹部症状に改善が見られたことや、下剤の減量等に有効だったことを確認しています。

とくに高齢者で、直腸内に貯留して便秘になってしまう人、食事の量があまり摂れない人では、この食物繊維含有飲料は簡単に摂取できることもあり、有効です。

テレビや雑誌などの健康情報では、便秘に対して食物繊維が有効であるといわれていますが、食物繊維の種類までは述べていないため、誤った食物繊維の摂り方をして、かえって腸に負担をかけている人が多くいます。注意が必要です。

見直されてきた「もち麦」

最近、水溶性食物繊維を多く含有している大麦を入れた麦ごはんが、ふたたび注目を集めています。

高齢者の便秘は腸管機能低下が見られるので、大腸の中で食物残渣（便のもと）が滞《とどこお》り、水分が再吸収されてしまうので、どうしても硬便になってしまいがちです。そこで、水を含んで便をやわらかくしてくれる水溶性食物繊維の含有量が多い大麦の一種、もち麦がよいのです。

大麦は、米、小麦、トウモロコシに次いで世界第４位の生産量をほこる作物です。日本では、昔から食べられてきた穀類であり、明治時代には、一般庶民は、ひきわり飯《めし》（米４～６に対して大麦６～４の割合）にして食べていました。

昭和40年頃までは、日本での大麦摂取量は、米に次ぐ主食の地位にあったのですが、その後、主食用大麦の摂取は減少していきました。

しかし最近の研究で、大麦には、水溶性食物繊維であるβ－グルカンが多く（3～6％）含まれることが指摘され、見直されるようになりました。β－グルカンは、米や小麦には含まれない、大麦ならではの特徴です。

大麦β－グルカンの健康効果

大麦β－グルカンには、さまざまな健康効果が認められています。

水溶性食物繊維の一種であるβ－グルカンは、胃や小腸で消化されず、水に溶けた状態では高い粘性があることから、小腸内を通過するときに糖質や脂質の吸収を抑制し、有害物質を吸着して体外に排出する作用があります。

そのため、血糖値の上昇抑制、血中コレステロール値の低下、血圧降下作用等の効果があり、2006年、アメリカのFDA（アメリカ食品医薬品局）が、大麦および大麦を含んでいる食品に「冠動脈疾患（CHD）のリスク低下に役立つ」と製品に表示することを許可しているほどです。

また、近年のトピックとして、β－グルカンが腸の免疫系を活性化して感染抵抗力を高

（図表3-4）大麦β-グルカンの主な生理機能性

①心臓・循環器系の健康維持 ⇒血圧上昇抑制機能
②脂質代謝 ⇒血中コレステロール低下、脂質吸収抑制作用
③糖代謝 ⇒血糖値上昇抑制作用、血中インスリン濃度調節作用、糖尿病予防効果
④消化管への作用 ⇒整腸作用（プレバイオティクス効果）、腸内細菌による発酵促進、胃粘膜保護作用
⑤免疫調節作用 ⇒腸管免疫の賦活《ふかつ》作用、感染防御作用、抗アレルギー効果

める効果や、慢性の炎症を抑える効果なども報告されています。

さらには、大腸内に存在する善玉菌の栄養源となることで、善玉菌が増殖して腸内環境が整えられ、病気や老化の原因となる悪玉菌の増加を抑制する効果も指摘されています。その結果、排便力がアップして便秘解消にもつながってくるのです。

便秘を解消して老廃物の腸内滞在時間を短くすることで、大腸の腸内環境を整え、大腸の表面細胞を正常にして、がん細胞に変化するのを予防することも示唆されています。

ちなみに、私は東京慈恵会医科大学という大学を卒業したのですが、学祖は明治時代の海軍軍医総監である高木兼寛《かねひろ》という人物です。

当時の軍隊で大変流行していた脚気《かっけ》の予防食として麦飯（大麦ごはん）を海軍食に導入しました。

その結果、脚気にかからなくなることが証明され（当時、脚気の原因がビタミンB_1不足であるということが判明していませんでした）、脚気の解決法を明らかにしました。それによって、海軍では脚気患者はほとんど見られなくなったそうです。

一方、陸軍軍医総監であった森鷗外は、かたくなに麦飯の効果を否定し続け、陸軍の食事に大麦を供給しませんでした。その結果、陸軍では、多くの兵士が脚気に悩まされ続け、亡くなる人までいたというのです。

このように、ビタミンを補給するという意味からも、大麦はとても優れた食材なのです。

大麦β－グルカンが無理なく摂れる「もち麦ご飯」

そんな腸にいい大麦β－グルカンが無理なく摂れる「もち麦」ご飯の作り方を紹介しましょう。

【材料】
・米　1合（150g）
・もち麦　½合（75g）
・水　米を炊く分の水＋もち麦分の水150㎖

【作り方】
①米を洗ってざるにあげて水けを切る。
②炊飯器に①の米を入れたら1合の目盛りまで水を入れる。そこにもち麦を入れ、もち麦分の水を加え、軽く混ぜて30分以上浸水させる。
③炊飯ボタンを押して炊く。
※もち麦の水分は重量に対して倍の水を加える。米の水分量は米の重量に対しては1・5倍、容量（カサ）に対しては1・2倍が標準。

豊富な水溶性食物繊維で注目される「キウイフルーツ」

一般に、食品には不溶性食物繊維のほうが多く含まれており、食物繊維を摂ろうとすれば自然に不溶性食物繊維を補うことができます。しかし、水溶性食物繊維は、食べるものを選ばないと十分に摂れないことが多いので、意識的に摂ることが重要です。

手軽に水溶性食物繊維が摂れる食べ物として、おすすめしたいのがキウイフルーツです。キウイフルーツは可食部1個当たり（100g）、不溶性食物繊維：水溶性食物繊維＝1.8g：0.7gと、私がおすすめする理想のバランスに近い割合の食物繊維を含んでいます。

私は以前に、キウイフルーツの便通改善効果の調査に関わったことがあります。

2012年6～7月に、全国の親子498組を対象に、1日1回の排便のない便秘ぎみ、および便秘の中学生・高校生の子どもとその母親に、1日1個のキウイフルーツを2週間継続して食べてもらい、便通改善効果を調査しました。

その結果、7割弱（68・2％）に、「1日1回以上」の便通頻度の改善が見られるという結果が出ました。

また、体験者の31・2%が3日以内、37・8%が1週間以内に、お腹の調子に変化・改善を感じています。

腸への効果以外にも、ニキビの改善、疲労回復、起床のしやすさ等のポジティブな結果も報告されました。

キウイフルーツは食物繊維のほかにも、ビタミンC、ビタミンE、カリウム、葉酸など、腸や体の調子を整えるのに役立つ栄養素を多く含んだフルーツなので、ぜひ意識的に摂ってほしいと思っています。

腸に最強の組み合わせ「キウイのオリーブオイルがけ」

水溶性食物繊維が豊富なキウイに、腸へのさまざまな健康効果が認められているエキストラ・バージン・オリーブオイル（後述）をかけて食べると、キウイが適度にまろやかになっておいしく、腸にもいい、一石二鳥の組み合わせになります。

キウイフルーツはグリーンタイプのほうが食物繊維量が若干多いですが、ゴールデンタイプのほうが個人的にはおいしいと感じています。

あるテレビ番組で、便秘傾向の女性に「キウイフルーツのオリーブオイルがけ」を10日間、毎日2個食べてもらったところ、最終的に毎日排便があるようになりました。ご本人の話では、こんなに腸の調子がよくなったのは初めてだったそうです。

このように、腸の健康のためには1日2回、午前と午後に食べることをおすすめします。

【材料】

・キウイフルーツ　1個（できれば1日2回）

・エキストラ・バージン・オリーブオイル　キウイ1個に対してティースプーン2杯程度

【作り方】

①キウイを半分に割って、真ん中をひと口食べる。

②そこにティースプーン1杯のオリーブオイルを垂らして食べる。もう片方も同様にして食べる。

プルーン・リンゴ・干し柿もおすすめ

キウイフルーツと並んで高い排便改善効果があるのがプルーンです。とくに乾燥させたドライプルーンは、栄養素が凝縮されており、体に有害な活性酸素を中和するフェノールという抗酸化物質も含有しています。

イタリアやポーランドでは、母親に「便秘によい食材は？」と尋ねると、プルーンを挙げるほど、ヨーロッパでは腸にいい代表的な果物です。

プルーンにもキウイフルーツと同様に食物繊維が100gあたり7・2gと豊富なのが特徴です。また、水溶性食物繊維と不溶性食物繊維の比率が50％ずつで、これはフルーツの中でも極めて水溶性食物繊維の割合が高いこともあって、高食物繊維源とも呼ばれています。

また、食物繊維のほかにも便秘予防や腸の活性化に有効なソルビトールやマグネシウムなどの栄養素が豊富なため、腸内環境改善に大いに役立つ食材なのです。

ほかにはリンゴもおすすめです。

リンゴのいいところは、ほぼ1年中採れる果実であること、また、水溶性食物繊維の一種であるリンゴペクチンが豊富であり、毎日1個食べることで、1日に約4gの食物繊維を摂ることができます。そして、リンゴの皮に近い部分には、抗酸化物質であるリンゴポリフェノールが存在します。さらには動物実験ではありますが、リンゴには大腸がん抑制効果なども指摘されています。

また、干し柿は、ドライフルーツの中でもっとも食物繊維が多く含まれています（100g中14g）。あるテレビ番組で干し柿を1日4個（朝夕に1回2個）、エキストラ・バージン・オリーブオイルにつけて1週間毎日10人の便秘の方に摂っていただいたところ、9人で排便の改善を認めました。

2 酪酸

「酪酸」が足りないと腸は十分に働けない

いま、腸の専門医の間では、食物繊維（なかでも水溶性食物繊維）が腸内細菌によって分解されてできる「酪酸」に注目が集まっています。

前述したように、大腸の一番のエネルギー源が、この酪酸です。また、小腸もグルタミンに次いで二番目のエネルギー源。つまり、酪酸を摂れないと腸は十分な働きをすることができないのです。

酪酸とは短鎖脂肪酸の一種です。脂肪酸は、炭素の結合数によって、短鎖脂肪酸、中鎖《ちゅうさ》脂肪酸、長鎖《ちょうさ》脂肪酸の3種類に分けられます。

ちなみに、中鎖脂肪酸は、一時期話題になったココナツオイルなどに含有されるパルミチン酸がそれに当たります。長鎖脂肪酸は、オリーブオイルに多く含まれるオレイン酸や、サラダ油に多いリノール酸などです。

消化管内では、腸内細菌、なかでも嫌気性菌（酸素を嫌う菌）が食物繊維を分解する酵素を持っていて、食物繊維を発酵させることによって、単糖類と短鎖脂肪酸に分解されます。

短鎖脂肪酸には、酪酸のほかにも、酢酸、プロピオン酸が含まれます。短鎖脂肪酸は、交感神経を介して、エネルギー消費を増大させたり、血液中の単球、好中球の働きを抑制し、抗炎症作用を示すことが指摘されています。

前述したように、酪酸を含む短鎖脂肪酸は大腸上皮細胞のエネルギー源として利用されます。また、腸内を酸性にするため、乳酸菌やビフィズス菌などの善玉菌を増やし、悪玉菌を減少させることで、腸内フローラ（腸内細菌叢）のバランスをよくします。

酪酸は食物繊維の中でも、水溶性食物繊維を摂ることで、より多く産生されます。また、甘味料としても売られているオリゴ糖（後述）も、腸内で酪酸に分解されます。

やはりここでも、腸の健康のためには、食物繊維、なかでも水溶性食物繊維を意識して摂るようにするといいということです。

腸の中で酪酸を生み出す「玉ねぎダレ」

野菜スティックのディップにしたり、唐揚げにかけて食べるとおいしい、玉ねぎを使ったタレのレシピを紹介しましょう。玉ねぎにはイヌリンなどの水溶性食物繊維のほかにも、オリゴ糖も豊富に含まれるため、腸の中で酪酸が産生される、腸にとてもいい食材です。

【材料】

・玉ねぎ　1個
・醤油　大さじ2
・酢　蜂蜜　エキストラ・バージン・オリーブオイル　各大さじ1

【作り方】

①玉ねぎをみじん切りにする。
②①に醤油、酢、蜂蜜、オリーブオイルを混ぜて、あわせる。

3 エキストラ・バージン・オリーブオイル

古くから便秘解消効果が認められていた

腸の老化を防ぐ生活をするうえで、毎日の食生活にぜひ取り入れていただきたいのがオリーブオイル。なかでも、オリーブの実を搾ったままで、精製していないエキストラ・バージン・オリーブオイル（EXVオリーブオイル）が健康効果の面からもおすすめです。

オリーブオイルにはもともと便秘解消効果があるとして、ヨーロッパでは古くから用いられてきました。オリーブオイルにはオレイン酸が豊富に含まれます。このオレイン酸は一時的かつ短期間に比較的多く摂った場合（15～30㎖）、吸収されにくいため、小腸内に長くとどまります。とどまったオレイン酸が小腸を刺激したり、大腸内のすべりをよくすることで、便通をうながすと考えられています。

実際に私のクリニックでも、下剤を常用していた慢性便秘症の患者さん64人にオリーブオイル（エキストラ・バージン・オリーブオイル）を毎朝30㎖摂ってもらったところ、62人は下剤の減量、1人は下剤から離脱することができました。

また、腹部膨満感を訴える患者さんに対しても、ティースプーン2枚程度のエキストラ・バージン・オリーブオイルを摂ってもらうと、症状の改善が見られたのです。

ちなみに、腸の健康にいいとはいえ、オリーブオイルは油の一種ですので、摂りすぎはよくありません。厚生労働省は、1日に必要なエネルギーの20〜30％を脂質から摂るのがよいとしています。1日2000㎉を摂るとして約50g。ほかの食品から脂質をどの程度摂っているかにもよりますが、1日30g（大さじ2杯弱）以内なら問題なさそうです。

大腸がんの予防も期待できる

オリーブオイルの中でもエキストラ・バージン・オリーブオイルの健康効果が高いとお伝えしましたが、それは抗酸化物質、つまり体の細胞が酸化して傷つくことを防いでくれる成分が豊富に含まれているからです。

オリーブオイルには主成分のオレイン酸をはじめ、ポリフェノール、ビタミンE、葉緑素といった抗酸化物質が豊富に含まれています。なかでも、オレオカンタールというポリフェノールはエキストラ・バージン・オリーブオイルにだけ含まれています。

このオレオカンタールには、強い抗炎症作用があることがわかっています。つまり、エキストラ・バージン・オリーブオイルは、抗酸化作用・抗炎症作用という腸や体の老化防止・健康維持に欠かせない2つの大きな働きが期待できるのです。

いま日本では、大腸に原因不明の炎症が起こる潰瘍性大腸炎が増えており、アメリカに次いで世界で2番目に患者数が多くなっています。この潰瘍性大腸炎は、オリーブオイルの摂取量が多い南イタリアやスペインなどの地中海沿岸地方では発生率が低かったことが世界的に知られていました。

最近、この潰瘍性大腸炎に対してエキストラ・バージン・オリーブオイルのポリフェノールの一種であるオレウロペインが有効であることが判明しています。

私の患者さんでも、下剤の長期連用で大腸メラノーシスを起こしている方に、エキストラ・バージン・オリーブオイルを摂ってもらうと、症状が改善し、下剤の量も減らすことが可能なケースが認められました。

また、大腸がんの手術をしたことのある患者さんには、必ずエキストラ・バージン・オリーブオイルの摂取をすすめています。私のクリニックでの150人ほどのデータですが、これまで大腸がんが再発したのは1人だけで、大腸がんで亡くなった方はいません。

実際に、大腸がんの予防効果が期待でき、摂取量の多い地中海沿岸地域では、大腸がんにかかる人が割合として低いことが指摘されています。

腸の健康だけでなく、血管や心臓病、糖尿病にも

このように腸にいいエキストラ・バージン・オリーブオイルですが、腸だけでなく脳や心臓にもいいことが明らかになっています。

オリーブオイルに含まれるオレイン酸は、ほかの油と置き換えて摂取すると、悪玉コレステロールを減らし、悪玉コレステロールが血管壁にたまるのを防いでくれる働きをします。その結果、動脈硬化を予防してくれます。

動脈硬化を起こすと血管が詰まりやすくなり、心筋梗塞などの虚血性心疾患、脳卒中（脳梗塞）などを引き起こす原因となります。

また、オリーブオイルの糖尿病への効果も明らかになりつつあります。

アイルランドのダブリン大学トリニティ・カレッジのトムキン教授らは、インスリン抵抗性（血糖値を下げるホルモンであるインスリンの効きが悪くなっている状態）の糖尿病患者11人に2か月間、オリーブオイルに豊富に含まれるオレイン酸の多い食事をさせ、サラダ油に豊富に含まれるリノール酸が多い食事をさせた群と比較したところ、オレイン酸を摂取した群のほうが、インスリン抵抗性が改善、つまりインスリンの効き目が上がったというデータを報告しています。これはオリーブオイルがインスリンの効果を高め、血液中のインスリン濃度を下げる働きをするため、と考えられています。

このようにオリーブオイルは、腸だけでなく、血管・心臓・脳の健康を向上させる効果も期待できるのです。

アルツハイマー型認知症にも効果⁉

いま日本で患者数が急増して大きな問題になっているアルツハイマー型認知症。この病気に対しても、エキストラ・バージン・オリーブオイルが有効であるという研究報告が出てきています。

２００６年、アメリカのコロンビア大学メディカルセンターのニコラス・スカミスらがニューヨークに住む２２５８人の健康な高齢者を対象に、定期的に脳の認知機能検査をおこない、４年間にわたり経過観察しました。

その結果、10％強の２６２人がアルツハイマー病と診断されたのですが、対象者の食事内容を調べると、食事内容が地中海型食生活（肉や乳製品より魚介類や野菜・果物を多く摂り、オリーブオイルをよく使う食生活）に近いほど、アルツハイマー型認知症の発症リスクが低くなることがわかったのです。

アルツハイマー型認知症は、脳神経細胞にアミロイドβという物質が沈着することによって発症します。アミロイドβは活性酸素による酸化作用で起こるとされています。エキストラ・バージン・オリーブオイルのオレオカンタールを中心とした強力な抗酸化作用が、アルツハイマー型認知症の予防に役立っていることが示唆されるのです。

腸の冷えを防ぐオリーブオイルの保温効果

寒い冬になると、体が冷えて、腸の不調を訴える人が急増します。夏は夏で、クーラー

（図表3-5）オリーブオイルとサラダ油の保温力の違い

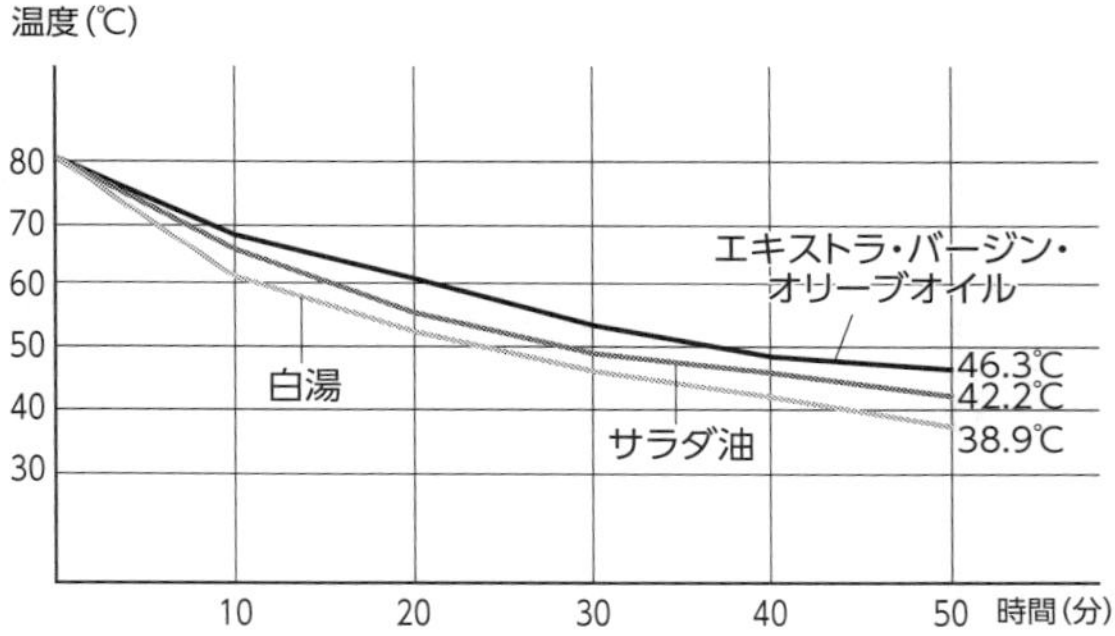

80度のお湯180mℓにエキストラ・バージン・オリーブオイル5mℓ入れたものと、サラダ油を同量入れたもの、ただの白湯との温度変化の比較

協力：日清オリーブオイル

の利いた部屋にいたり、冷たい飲み物をガブガブと飲むことで、お腹の冷えに悩まされる人が少なくありません。

腸の機能を守るためには、腸を冷やさないことも重要。とくに高齢者では、体を動かす機会が減るなどして血液循環が悪くなっています。そのため、体温が低くなって、腸の動きが悪くなり、便秘に悩まされたり、腹部膨満感などの症状を訴える人が少なくありません。

そんな腸の冷えにも、エキストラ・バージン・オリーブオイルを効果的に活用しましょう。エキストラ・バージン・オリーブオイルの高い保温効果を、私は日清オイリオとの共同実験で証明したからです。

80度のお湯１８０㎖と、同じ条件のお湯に小さじ１杯（約５㎖）のエキストラ・バージン・オリーブオイルを加えたもの、同じくサラダ油を同量加えたものとで、時間経過でどう温度が低下するかを比較検討したものです。

結果は、エキストラ・バージン・オリーブオイルを加えたお湯が50分後に46・３度だったのに対して、サラダ油は42・２度、ただのお湯は38・９度まで下がり、オリーブオイルの保温効果が証明されたのです（図表３－５）。

これは、エキストラ・バージン・オリーブオイルの油膜に秘密があります。サラダ油などに比べて、油膜が薄く均一に広がった状態で保たれるので、お湯にいわばフタをするかたちになり、すぐれた保温効果を発揮するのだと考えられます。

ですので、この効果を利用して、温かい飲み物、たとえば、カカオ１００％のココアや具だくさんのミネストローネスープなどにエキストラ・バージン・オリーブオイルを回しかけて、温かいうちに飲めば、お腹のポカポカが長く続き、腸の冷えを防ぐことができるのです。

4 グルタミン

腸の免疫力アップに欠かせない栄養素

食物繊維のところでも述べたように、小腸の第一のエネルギー源はアミノ酸の一種であるグルタミンです。

小腸だけでなく、小腸～大腸までの消化管粘膜に必要とされ、粘膜細胞が増殖する際のエネルギー源になっています。

テレビや雑誌などの腸に関する健康情報では、乳酸菌や食物繊維はよく紹介されますが、グルタミンに触れられることはまずありません。しかし、腸の健康を維持するためにとても重要な成分ですので、ぜひ知っておいてほしいと思います。

グルタミンというと、うま味成分であるグルタミン酸と混同されがちですが、同じアミノ酸ではあるものの、グルタミンとグルタミン酸は異なる物質です。

グルタミンは、筋肉などにおいてほかのアミノ酸から合成されるため、健康な状態のときは、栄養素としてあえて摂取する必要はありません。

しかし、手術で絶食になったり、風邪にかかったり、ダイエットしたり、さらに激しいストレスにさらされたりという緊急事態が発生すると、大量に消費されます。グルタミンの需要が高まると体内でのグルタミンの合成が間に合わず、筋タンパクの崩壊によって必要部位へと供給されるのです。

これは小腸の免疫機能が働こうとして、グルタミンが使われるからです。つまり、グルタミンが不足すると免疫力が低下してしまうのです
グルタミンの腸の免疫増強作用は次のように考えられています。

体に負担がかかっているとき、病原体の体内への侵入を防ぎ、損傷部位を修復するために、免疫細胞の働きが活発になります。また、腸管バリアを維持することで、腸内の病原体や毒素が体内に侵入するのを防ぐ必要があります（腸が老化してくると、この機能が低下してくると考えられます）。

これらの免疫細胞（リンパ球、マクロファージ、好中球等）や腸管（とくに小腸）の粘膜細胞のエネルギー源としてグルタミンが働くのです。つまり、グルタミンを摂取するこ

(図表3-6)グルタミンの作用

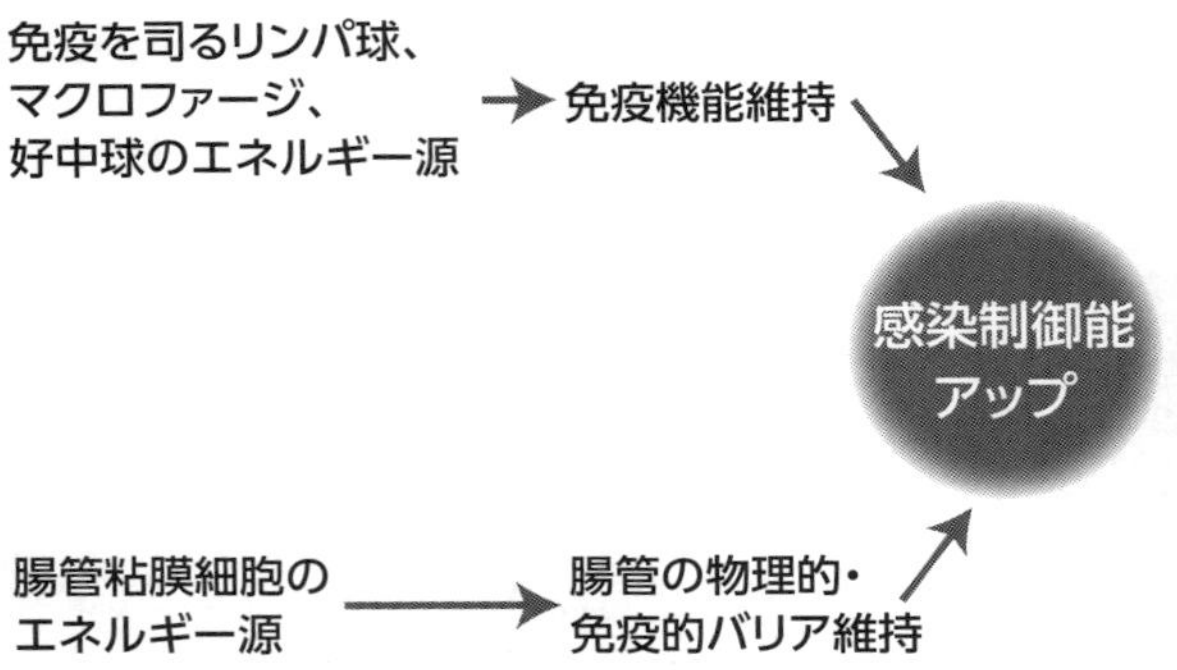

とは、免疫細胞機能や腸管バリアを維持して、病原菌や毒素などの感染から腸や体を守ってくれるのです。

また、グルタミンには酸化ストレス軽減作用も指摘されています。グルタミンは抗酸化物質であるグルタチオンの材料となることによって、体に負担がかかったときの酸化ストレスを軽減し、組織が傷つくのを防いでくれるのです。

さらには、小腸だけでなく、大腸を動かすエネルギー源としても使われます。

大腸を動かす最大のエネルギー源は先にも紹介した酪酸ですが、その次がこのグルタミンです。

酪酸やグルタミンは、大腸の粘膜上皮が円

滑に働くエネルギー源となり、そのバリア機能を増強します。

グルタミンは、生魚（刺身）、生肉（タルタルステーキ）、生卵、発芽大麦などの、生のタンパク質に多く含まれています。また、グルタミンは40℃以上の熱が加わると成分が変性してしまう性質があります。ですから、生か生に近い状態で摂る必要があります。

1日に何g摂ったらいいのかという目安はありませんが、良質のタンパク質を含む食品を意識して摂ることをおすすめします。ご飯に生卵をかけたり、お刺身、新鮮な肉であればタルタルステーキでもよいでしょう。

また、主食として毎日グルタミンを摂取する方法としては、発芽大麦があります。大麦を発芽させ、外側の部分もやわらかくして食べやすく加工したのが発芽大麦です。発芽大麦を白米に混ぜて炊いたご飯は、熱を加えるため多少グルタミンの変性が起こりますが、もちもちしておいしく、独特の風味があり、水溶性食物繊維も豊富で、腸の健康維持におすすめの食事です。

グルタミンを活用したGFO療法

このグルタミンを腸の健康促進に用いたGFO療法というものがあります。

GFOとは、グルタミン（G）、食物繊維（ファイバー＝F）、オリゴ糖（O）の頭文字を取ったもので、藤田保健衛生大学医学部外科の東口高志教授が考案し、推奨する方法です。

GFO療法の特徴は、

①腸管絨毛《じゅうもう》上皮の萎縮抑制、増殖促進、およびそれにともなう免疫力の促進が認められる
②消化機能を正常化するので便秘に有効
③腸内細菌叢を正常化して、MRSA腸炎や偽膜性大腸炎等にも有効である

などとされています。

Gのグルタミンは、これまで述べてきたように、小腸の腸管粘膜細胞の主要エネルギー源で、とくに高齢者では腸管機能の低下や腸管免疫力が低下していることが多いので、グ

ルタミンは必要不可欠な物質といえます。

Ｆの食物繊維に関しても、粘膜表面に対する物理的刺激によって粘膜萎縮を抑制するとともに、粘膜増殖を促進させることも指摘されています。また腸管蠕動運動を活性化して、排便をうながします。さらにポリデキストロースなどの水溶性食物繊維は、腸内細菌による発酵を受けて、酪酸、酢酸などの短鎖脂肪酸を産生し、とくに酪酸が大腸の腸管粘膜細胞のエネルギー源として使われるのは、これまで説明してきたとおりです。

Ｏのオリゴ糖に関してはこの後の項目で詳述しますが、ここで簡単に紹介しておくと、病原菌への抵抗力を高める善玉菌であるビフィズス菌や乳酸菌を増加させ、さらには短鎖脂肪酸（とくに酪酸）を産生して、腸管内を酸性に傾けることで、悪玉菌を減少させ、腸内細菌叢を正常化してくれるのです。

東口らは、グルタミン９ｇ、食物繊維（ポリデキストロース）15ｇ、オリゴ糖７・５ｇを３分割して１回に30～45㎖の水に溶かし、１週間以上の絶食を要した患者さんに投与して検討しています。

その結果は、ＧＦＯを投与した群では末梢血中リンパ球数も有意に高値でした。つまり、ＧＦＯを投与することで、１週間以上絶食した患者さんであっても免疫機能が低下しないということがわかったのです。

一般の食材でもGFOは摂れる

GFOはすでに、そのままパッケージになって食品としても販売されています。粉末15gが1袋となっており、それを100～150㎖の微温湯かお湯に溶いて、1日3回服用するようになっています。

このGFOの1袋は、食物繊維（ポリデキストロース）5g、オリゴ糖（ラクトスクロース）1・45g、グルタミン3gが含有されています。これを1日に3袋摂取すると、ポリデキストロース15g、ラクトスクロース4・35g、グルタミン9gを摂取することが可能となります。

一般的な食材などに置き換えると、水溶性食物繊維（ポリデキストロース）含有飲料を1日2本、オリゴ糖大さじ2杯、グルタミンのサプリ、または生魚、生卵などでグルタミンを摂取するのと同じことになります。

グルタミンを多く含む「もち麦入り卵かけご飯」

小腸の一番のエネルギー源であるグルタミンは、前述のとおり、生の肉や魚、卵などに多く含まれています。そう考えると、日本人にはおなじみの卵かけご飯は、グルタミンがしっかり摂れる、腸にいいメニューだったのです。

白米をもち麦入りのご飯にすることで、β-グルカンなどの水溶性食物繊維も同時に摂れて、さらに腸にいいメニューに変わります。

グルタミンは熱で変性してしまうため、炊きたて熱々よりも、少し冷ましたご飯を使うのがおすすめです。

【材料】

・白米
・もち麦
・卵

・醤油
・エキストラ・バージン・オリーブオイル

【作り方】
①もち麦1対白米2合の割合で、もち麦ご飯を炊く（93ページ）。
②炊いたもち麦ご飯を少し冷ましてから、生卵1個をかけ、醤油適量、エキストラ・バージン・オリーブオイル少量を加えて、かき混ぜる。

5 オリゴ糖

お腹にやさしい糖

オリゴ糖は、その名のとおり糖類の一種です。お腹にやさしい甘味料として売られていたり、ヨーグルトに入っていたりするので、一般に腸にいいイメージが定着しつつあるようです。

糖類ではありますが、摂取しても血糖値を上げず、そのためインスリン値の上昇も引き起こさないのが特徴です。オリゴ糖には、人間の消化酵素で消化・分解されず、大腸まで届くという特性があるからです。

大腸に届いたオリゴ糖は、善玉菌であるビフィズス菌のエサとなり、一部分解されて酪酸と酢酸を産生します。それによって、腸のエネルギー源になるとともに、腸内を酸性化し、さらに善玉菌を増殖させ、腸内環境を整える働きがあります。

実際に私のクリニックで、便秘薬（マグネシウム製剤）内服中の慢性便秘症の患者さん29名に、オリゴ糖（乳糖果糖オリゴ糖6・2g）を1日2回、継続的に摂取していただいたことがあります。その結果、便秘薬の服用量を減量することができました。

松生クリニックオリジナルのGFOO食事法

「グルタミン」の項で、腸の健康を促進するGFO療法を紹介しましたが、私も以前より水溶性食物繊維（ポリデキストロース）とともに、オリゴ糖の連日摂取をすすめ、グルタミンを多く含有する生魚、生卵の摂取を、比較的高齢の慢性便秘症患者に推奨していました。

さらにそれに加えて、私の場合、一価不飽和脂肪酸であるオレイン酸（O）を多く含むエキストラ・バージン・オリーブオイルの毎日の摂取（15～30㎖）を高齢の便秘症患者さんにすすめてきました。いわばGFOO（ジー・エフ・ダブルオー）療法といってもよい食事法です。

エキストラ・バージン・オリーブオイルに多く含まれるオレイン酸を一時的かつ短時間

に比較的多く（15～30㎖）摂取した場合、前述したように、小腸で吸収されにくく、腸管内に残り、腸管を刺激して、腸管運動を促進します。

さらに、多数の抗酸化物質（ポリフェノールなど）を含んでいる以外にもさまざまな抗加齢作用を有しています。

このようなエキストラ・バージン・オリーブオイルの作用をＧＦＯ療法に加えたＧＦＯ療法（食事法）は、腸の機能低下の予防や老化防止、不調の改善にたいへん有益な方法と考えられるのです。

便秘がちの腸に最高の組み合わせ「オリーブバナナ」

オリゴ糖を多く含むバナナのパワーをアップさせる方法として、エキストラ・バージン・オリーブオイルをかける食べ方がおすすめです。バナナの甘みとエキストラ・バージン・オリーブオイルの持つある種の辛みが微妙にブレンドされてビタースイートになり、とてもおいしく食べられるのです。

バナナの腸や皮膚に対する効果（１４９ページ）に加えて、エキストラ・バージン・オリーブオイルの持つ4つの抗酸化作用（ポリフェノール、オレイン酸、葉緑素、ビタミンE）、およびオレイン酸の持つ効果が加わり、バナナのパワーをさらにアップさせてくれます。

【材料】
・バナナ　1本
・エキストラ・バージン・オリーブオイル　大さじ1杯

【作り方】
①バナナを8等分に切って、エキストラ・バージン・オリーブオイルをかけて食べる。

6 植物性乳酸菌

腸まで生きて届く乳酸菌

ヨーグルトなどに入っている動物由来の乳酸菌を「動物性乳酸菌」といい、漬物、味噌などに含まれる植物由来の乳酸菌を「植物性乳酸菌」といいます。

近年の研究で、この2つには、腸への届きやすさという点で差異があることが判明してきました。つまり、動物性乳酸菌の多くは、胃液、腸液の中で死滅してしまい、大腸まで届きにくいのです（図表3－7）。

一方、植物性乳酸菌は、生命力が強く、酸やアルカリ、温度変化に強いため、胃や腸で死滅することなく、生きたまま大腸に届きやすいことがわかっています。

生きたまま大腸に届いた植物性乳酸菌は、乳酸を放出して、腸内環境を弱酸性にします。腸内が弱酸性になると、善玉菌が増殖するのです。

（図表3-7）植物性乳酸菌は生きて腸まで届きやすい

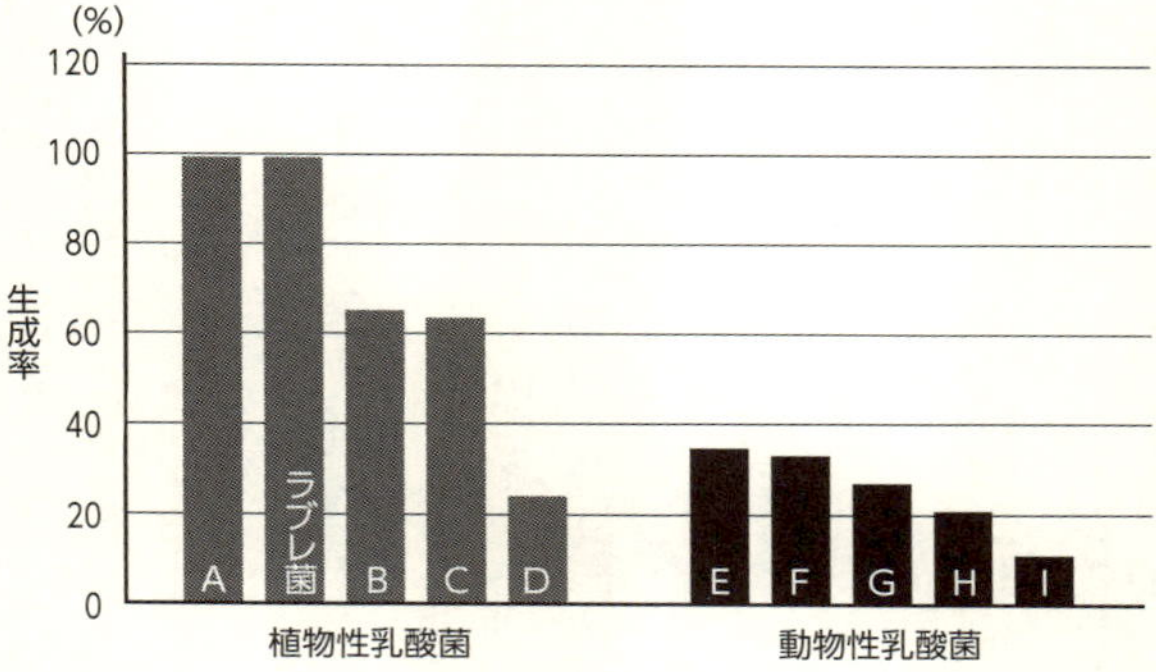

乳酸菌を人工胃液に3時間、人工腸液に7時間入れた場合の生存率（ラブレ菌の生存率を100とした場合）を比較、A～Iはカゴメ㈱保有菌株。　カゴメ㈱調べ

日本の伝統食には、しば漬け、野沢菜、すぐき、味噌、醤油、日本酒など植物性乳酸菌が豊富に含まれる発酵食品が数多くあります。

日本は植物性の食材に恵まれており、それらを保存するために、干したり、塩蔵したりしてきました。貯蔵のために発酵や醸造という方法が発達して、これが漬物などになっていったのです。

そのため、1960年代前後までは、植物性乳酸菌を食べる機会が多く、腸内環境がよかったと考えられています。実際に大腸がんや潰瘍性大腸炎などの腸の疾患にかかる割合は、現在よりはるかに低いものでした。つまり、植物性乳酸菌は、日本人の腸の健康を守ってくれていたと考えられるのです。

（図表3-8）植物性乳酸菌の有効性に関する調査

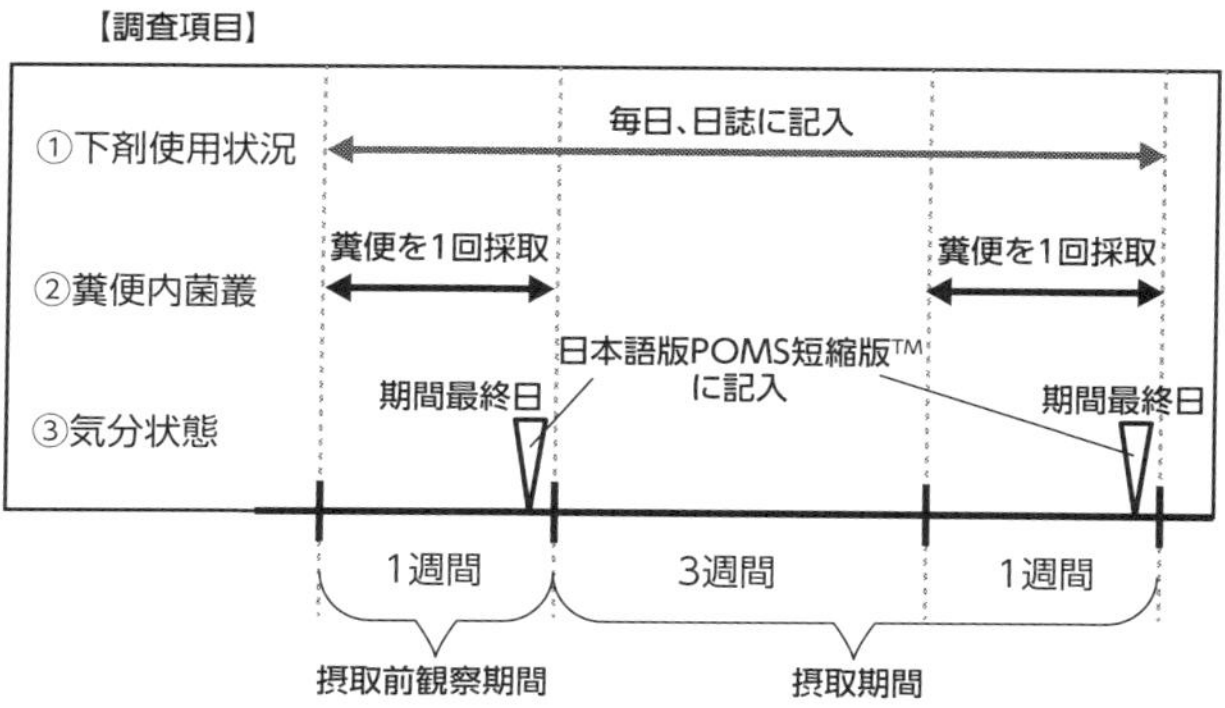

では、私のクリニックで実施した、植物性乳酸菌の効果を紹介します。

私のクリニックの「便秘外来」に通院し、問診時に「下剤の常用に不安を感じている」と回答した慢性便秘症の患者さん44名を対象に、試験食品として、生きた植物性乳酸菌（ラブレ菌）を含有するカプセルを1日に1カプセル摂取してもらいました（この調査は、患者さんの同意のもと、倫理規範であるヘルシンキ宣言に則っておこないました）。

調査は、図表3－8の要領で、1週間の摂取前期間の後、試験食品を4週間連日摂取していただきました（カプセル摂取期間）。

その結果、摂取前期間と比較して、植物性乳酸菌を摂取した期間の下剤使用量が明らかに減

(図表3-9) 下剤使用状況の変化

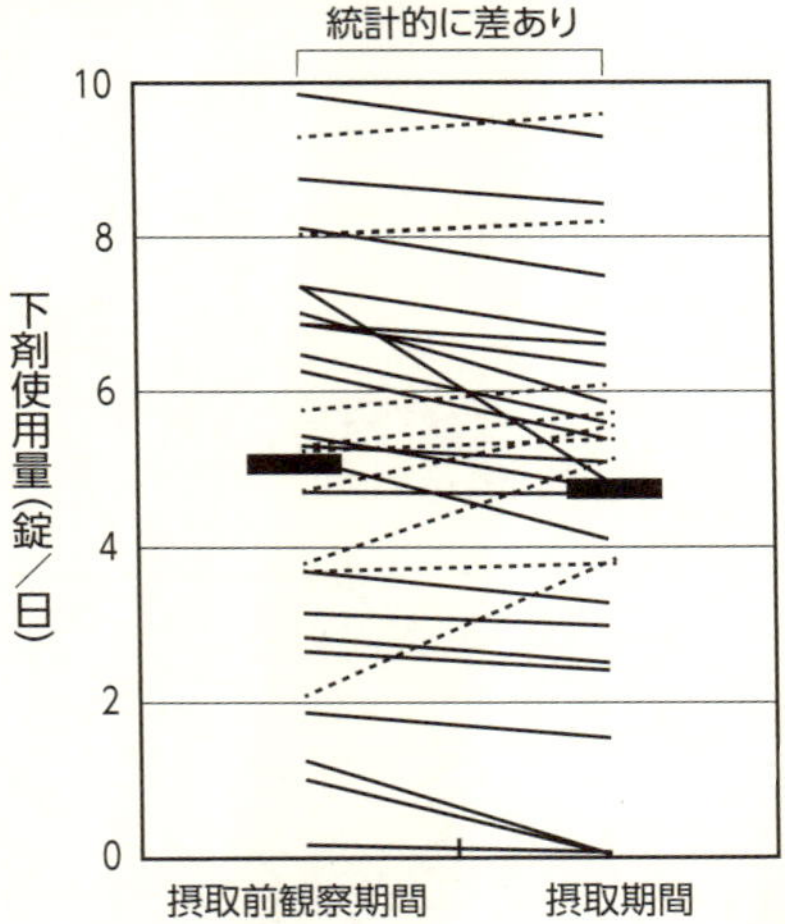

(図表3-10)「緊張ー不安」および「抑うつー落ち込み」の度合の変化

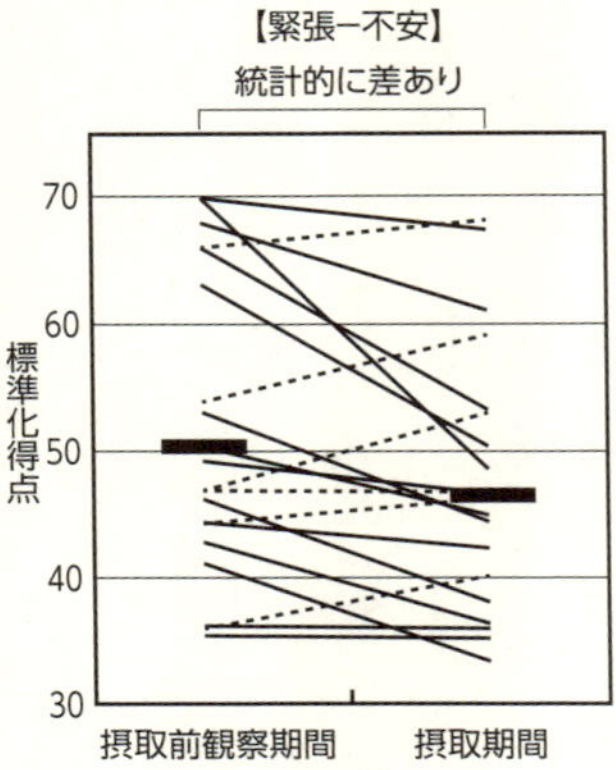

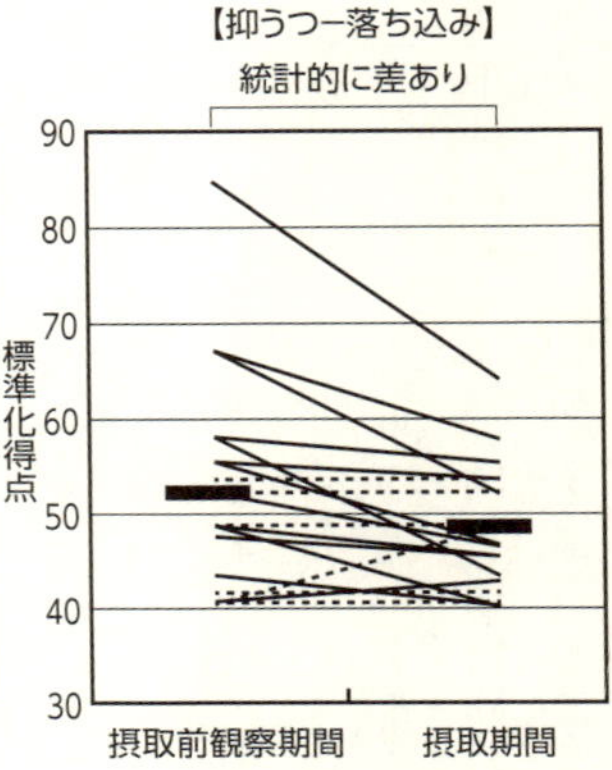

少しました（図表3－9）。

さらに、腸の機能回復だけでなく、精神面の回復も見られました。摂取前期間に比較して、植物性乳酸菌摂取期間最終日の「緊張－不安」、および「抑うつ－落ち込み」の度合が、明らかに低い値を示したのです（図表3－10）。

脳腸相関という医学用語があります。脳と腸は密接に作用し合いながら、相関的に働いていることを示したものです。今回提示した試験結果で、下剤の減量といった腸の機能回復や腸内細菌叢の改善だけでなく、気分面という脳機能に関する好影響が見られたということは、まさに「脳腸相関」を表す現象といっていいでしょう。植物性乳酸菌は、腸を介して脳へも働きかけているということです。

植物性乳酸菌による腸と肌の改善効果

植物性乳酸菌は腸を通じて皮膚を整える効果も期待できます。

とくに女性は、便通が悪化すると皮膚の調子も悪くなることを実感されている方も多いと思います。

（図表3-11）植物性乳酸菌の皮膚への効果

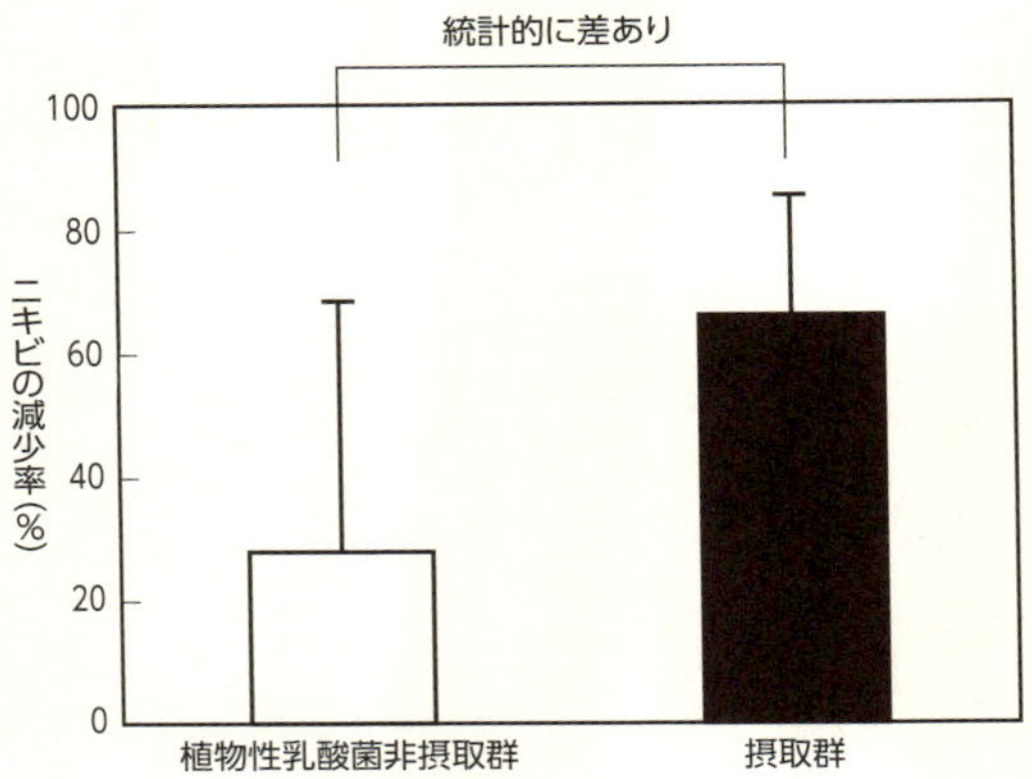

ニキビについても同様で、皮膚科の医師の中には、便通を改善するとニキビの治りが早くなる、という意見を持っている人もいるのですが、このことを科学的に検証した例はありません。

そこで、便通改善効果が確認されている植物性乳酸菌を摂取することが、ニキビにどのような影響を与えるのかを調査しました（小沢皮膚科クリニックにて施行）。

調査は、便秘を自覚するニキビに悩む患者（20例）を対象とし、この人たちを無作為に、植物性乳酸菌を摂取する群（摂取群）と摂取しない群（不摂取群）とに分類しました。

どちらの群の患者さんに対してもニキビ用の抗菌性外用薬を処方し、通常の生活を1週間続けた後、摂取群には生きた植物性乳酸菌（ラブレ菌）を含有するカプセルを1日1カプセル、4週間にわたって連日摂取していただき、非摂取群には通常の生活をそのまま継続してもらいました。

調査をすべて完了した摂取群7名と非摂取群7名について結果を解析したところ、非摂取群では排便回数に変化がなかったのに対し、植物性乳酸菌摂取群では摂取期間中の排便回数が増加し、便秘の改善を認めました。

一方、ニキビについては、抗菌性の外用薬を全員が使用していましたので、非摂取群でも、ニキビの減少が認められましたが、摂取群では明らかに非摂取群以上にニキビが減少したことが認められました（図表3－11）。

これまで、腸内環境が悪化（便秘が悪化）するとニキビが増加するということは経験的にいわれていましたが、実際、植物性乳酸菌を摂取して腸内環境を良好にすると、ニキビが改善することが明らかになったのです。つまり、腸内環境をよくして腸の不調を改善すれば、皮膚の状況もよくなるのです。

そういう意味でも、漬物や味噌、醤油などの植物性の発酵食品が豊富な和食を、もっと積極的に摂っていきたいところです。

7 ファイトケミカル

抗酸化作用、発がん抑制効果があるファイトケミカル

野菜や果物を多く摂ることは、大腸がん予防に有効といわれています。それは野菜や果実に食物繊維が多く含まれていることに加えて、ファイトケミカルによる作用も関係していると考えられるからです。

ファイトケミカルとは、植物に含まれる機能性成分の総称で、紫外線などから自らを守るために作り出した天然成分です。

ファイトケミカルのおよそ90％は、野菜や果物など、人間が日常的に食べている食材に含まれています。現在見つかっているのは、約１５００種類にものぼるそうです。

では、このファイトケミカルにはどんな特徴があるのでしょうか。

第1の特徴は、ファイトケミカルは植物だけが作る成分で、人間や動物は作ることがで

きないということ。第2は、これまでの栄養学が定義する栄養素ではない7番目の栄養素（5大栄養素とは、糖質、タンパク質、脂質、ビタミン、ミネラル、6番目として食物繊維）である、という点です。

ファイトケミカルは、大きく分けて次の6種類に分類されます。

①ポリフェノール：植物の色素や灰汁《あく》の成分などで、抗酸化力が強い。エキストラ・バージン・オリーブオイル、赤ワインなどに含有されている

②含硫化合物（硫黄化合物）：ニンニクや玉ねぎなどの香りの素《もと》で、ブロッコリーや白菜などのアブラナ科の野菜のイソチオシアネート類、ワサビやカラシのアリルイソチオシアネート、ニンニクやねぎなどのシステインスルホキシド類などがある

③脂質関連物質：ニンジンのβ-カロテン、トマトやスイカのリコピン、ホウレン草のルチン、ミカンのβ-クリプトキサンチンなどがある

④アミノ酸関連物質：アスパラガスのグルタチオンなどがある

⑤香気成分：クローブ（丁子《ちょうじ》）オイルに含まれるオイゲノール、柑橘類のリモネンなどがある

⑥糖質関連物質：キノコのβ－グルカン、海藻のフコイダン、リンゴのペクチンなどがある

ファイトケミカルの作用別に見ていくと、

①抗酸化作用を持つもの：エキストラ・バージン・オリーブオイル、赤ワイン、赤シソ、クランベリー、緑茶、トマト、スイカ、玉ねぎ、ニンニク
②発がん物質を抑制するもの：ブロッコリー、キャベツ、白菜（以上アブラナ科の野菜）、ワサビ、カラシ、マスタード、ニンニク、ねぎ、大豆、スイカ、トマト、キノコ類
③免疫力を高めるもの：キャベツ、ニンニク、ねぎ類、クランベリー、キノコ類、バナナ、ニンジン、海藻類、白菜

などに分けられます。

これらの食材とその働きを覚えていて、毎日の食卓に意識的に取り入れると、サプリメントなど不要になってきます。

活性酸素を無毒化してくれる

人間は、呼吸によって酸素を取り入れていますが、そのうちの約2％が活性酸素に変化します。この活性酸素は、細胞を攻撃する酸化力（毒性）が強く、種々の病気や加齢の原因、さらには細胞の遺伝子変異を引き起こし、発がんの引き金物質としても働いてしまいます。

このような活性酸素に対して、体内では活性酸素を無毒化する作用があり、それが抗酸化作用なのです。

ファイトケミカルは、加齢やストレスなどで低下する抗酸化作用を補助し、活性酸素による正常細胞のがん化などを防いでくれるのです。

がんの予防効果がある食材とは

アメリカの国立がん研究所が、1990年に「デザイナーフーズ計画」として公表したフードピラミッドの内容を知っておくことは、毎日の健康維持にとても重要です。

(図表3-12)がん予防効果がある食品(フードピラミッド)

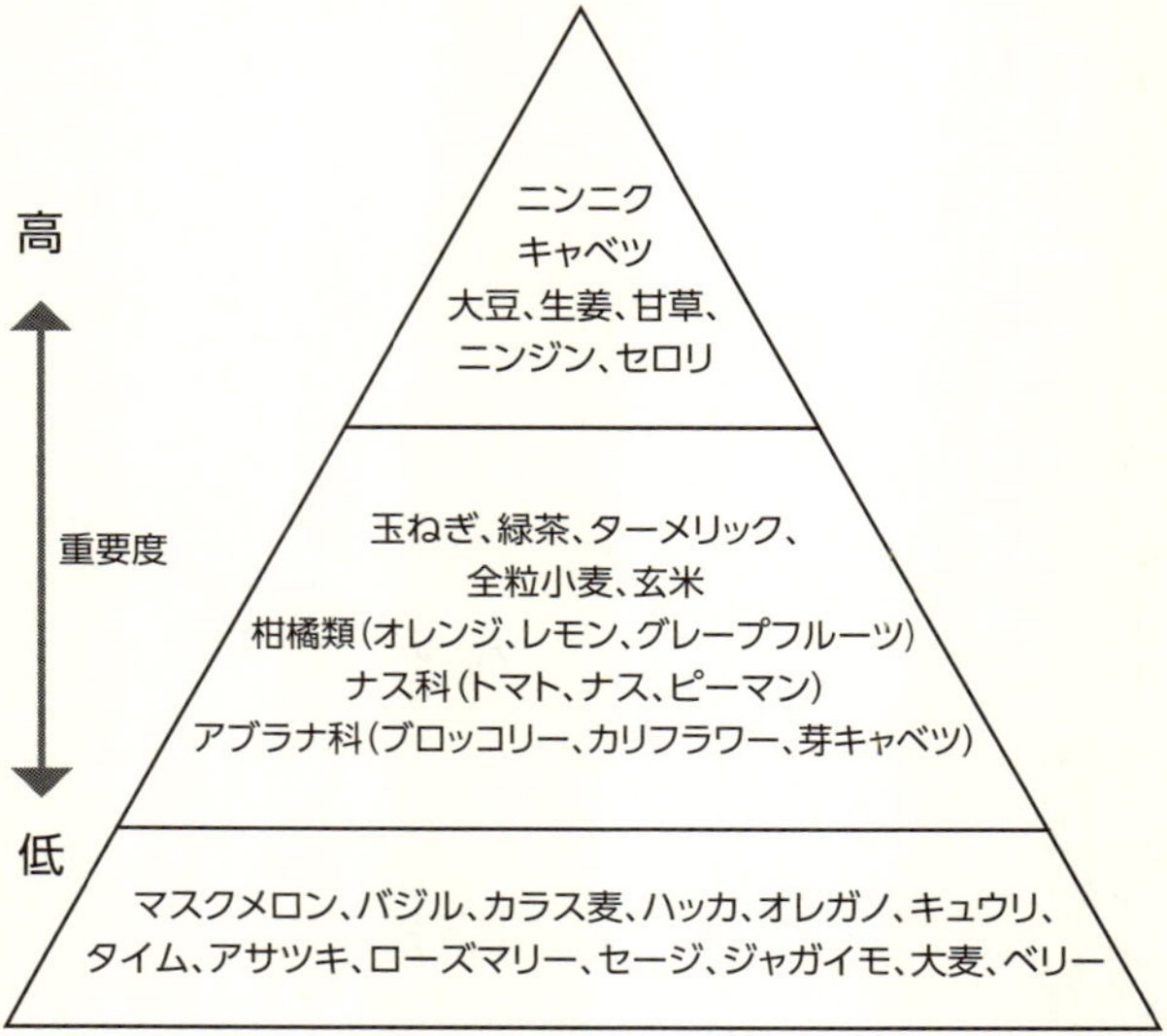

そして、このフードピラミッドを構成するものの多くがファイトケミカルを含む食材です。実際にこの「デザイナーフーズ計画」には、植物性食によるがん予防というサブタイトルがついています。

フードピラミッドを構成しているものには、野菜や果物が多く、葉酸やビタミンC・Eを豊富に含んでいる食品が多いことも、がん予防のみならず、腸の健康維持・向上に有用です。

このフードピラミッドを見るとある点に気づきます。それは、ニンニク、緑黄色野菜、全粒粉《ぜんりゅうふん》の穀物をよく摂る地中海式食生活のピラミッド構成要因にとても近いということです。

また、大豆製品、生姜、緑茶、柑橘類は、従来の和食でもよく食べられていた食材です。

そこから私は、地中海式食生活と和食の良い点を取り入れた「地中海式和食」という食事を提唱しています。

日本人にも取り入れやすく、大腸がんをはじめとする腸の健康維持や生活習慣病の予防効果の高い「地中海式和食」をぜひ、日常の食生活に取り入れてほしいと思っています。

大腸がんを予防する地中海式和食1 「マグロのカルパッチョ」

地中海式食生活でよく使われるエキストラ・バージン・オリーブオイルは、じつは和食ともとても相性のいい食材です。ここではマグロの刺身や納豆との組み合わせを紹介しますが、冷や奴にかけたり、煮物に加えたりしても意外に相性がよく、味もおいしくなります。

【材料】
・マグロのさく　1人前

・バジルの葉　少々
・醤油　エキストラ・バージン・オリーブオイル　適量

【作り方】

①マグロをぶつ切りにする。
②バジルの葉を刻んでかけ、オリーブオイル、醤油を加えて、混ぜる。

大腸がんを予防する地中海式和食2「オリーブ納豆」

【材料】

・納豆　1パック
・エキストラ・バージン・オリーブオイル　大さじ1杯

【作り方】

①かき混ぜた納豆に、付属のタレ、オリーブオイルを加えて、さらにかき混ぜる。

8 ペパーミント

ペパーミントが持つ腸のリラックス効果

老化などによって腸の運動機能が低下してほとんど動かなくなる状態を、私は停滞腸と名づけました。停滞腸の状態が認められると、便秘になったり、腸にガスがたまって腹部膨満感を訴える人が多くなります。

この腹部膨満感に対してドイツやヨーロッパなどでは、ペパーミントウォーターの摂取がすすめられています。

腹部膨満感の原因となるガスの正体は、その70％は口から飲み込んだ空気で、残りは血液中から拡散したガスと腸内で発酵したガスが混ざり合ったものです。

お腹の中のガス（いわゆる、おなら）の排出回数は、人によって異なりますが、健康な人の場合、1日におよそ7～20回で、1回につき50～500㎖の量を排出するといわれています。

なお、このガスの成分は約400種類あり、そのうち約80%が空気で、インドール、スカトールなどの悪臭物質は1%にも満たないといわれています。

結腸の中でも、とくに横行結腸にガスが多くたまると、胃を圧迫して胃の内容物を腸に送るのを滞らせるため、胃炎や逆流性食道炎と同じような症状——悪心《おしん》や食欲不振、胸やけなどを起こします。

実際、私のクリニックで、慢性便秘症の患者さんで胸やけなどの症状があり、胃内視鏡検査で逆流性食道炎が認められた人は8・8%にもなりました。こうした症状は、大腸に貯留したガスによって腹圧が上昇し、その結果、胃を圧迫することによるものだとわかります。

腸内に貯留したガスを排出するには、運動やウォーキングなどで体を動かすことが効果的ですが、ペパーミントウォーターも有効です。

ペパーミントの主要成分であるメントールが、セロトニン（リラックスホルモン）を増加させ、サブスタンスP（筋肉の収縮をうながす伝達物質。P物質と呼ばれる）の放出を抑制することによって、腸管の筋肉（平滑筋《へいかつきん》）の収縮を抑制することが認められています。

さらに、メントールがカルシウム拮抗剤《きっこうざい》として作用することで、腸の筋肉を収縮させる作用のあるカルシウムの流入を阻止することもわかっています。

これらの作用が合わさって、腹痛や不快感のもとになる筋肉の過度の収縮を防ぎ、腸をリラックスさせてくれるのです。

お腹の張りを解消する「ペパーミント・ジンジャー・デトックス・ティー」

ペパーミントには、腸内のガスを排出しやすくする作用のほかに、健胃作用、殺菌、抗ウイルス作用などがあります。このペパーミントにジンジャー（生姜）やオリゴ糖、レモンを加えたのが、ペパーミント・ジンジャー・デトックス・ティーです。ジンジャーには血行促進、体温上昇、新陳代謝促進などの作用、オリゴ糖には腸内の善玉菌を増やして腸内環境を整える作用があります。

【材料】

・お湯　500㎖

・ペパーミントのティーバッグ（100%のもの）　1袋
・レモン果汁　大さじ1～2杯
・おろし生姜（チューブ入り）　1～2㎝分
・オリゴ糖　大さじ2～3杯

【作り方】

①ティーポットなどに、ペパーミントのティーバッグを入れ、沸騰したてのお湯を500㎖注ぎ入れ、2～5分おいて抽出する。

②1ℓ以上のボトルや容器などに移し、レモン果汁、おろし生姜、オリゴ糖を加えて、よく混ぜる。

9　ココア

カカオポリフェノールの強い抗酸化作用

ココアは、チョコレートと同じカカオ豆から作られます。カカオ豆は古くから医薬品として用いられ、日本でも江戸時代から薬用飲料として活用されていたといいます。リグニンという食物繊維を多く含み、古くから便通を改善する効果があることが知られていました。

また、カカオポリフェノールという抗酸化作用の強い物質が含まれ、腸のみならず、全身の老化防止、血流促進や血糖値上昇の抑制など、さまざまな健康効果が認められています。

ココアは、一般的には水（お湯）か牛乳に溶いて飲料として摂ることが多いと思います。その際は、糖類や乳製品などを加えた調整ココア（一般ココア）よりも、脂肪分を取り除

（図表3-13）ココアの保温力実験

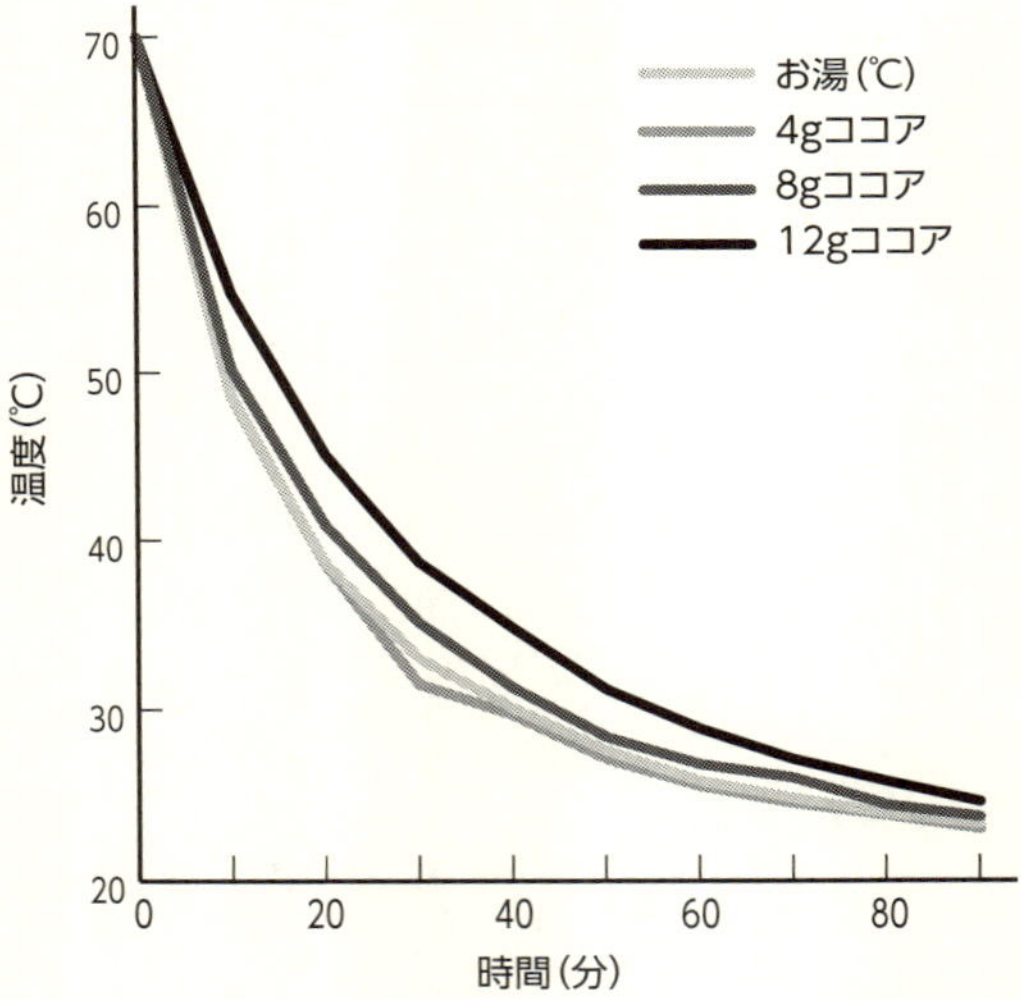

協力：森永製菓

いただけの純ココア（100％ココア）を利用して、甘味料も足さないか、足すにしても少量（できれば腸にいいオリゴ糖がよい）を加える程度にしたほうが、健康効果が高いと考えられます。

ココアの持つ腸の保温効果

ココアは寒い時期にお湯やホットミルクで溶いて冬に飲むことが多いと思います。そんなホットココア飲料の保温力がどれほどのものなのかを、森永製菓の協力のもとに実験したことがあります。

２００㎖のビーカーに90度のお湯１００㎖を入れたのち、純ココアパウダーを４g、８g、12gを入れてかき混ぜ、ただのお湯と比べて、時間経過とともにどの程度温度が下がるかを70度から測定してみました。

結果は、30分経過後が、ただのお湯が平均33・０度だったのに対して、４gを入れたココア飲料は31・５度とお湯より低くなったのに対し、８gのココア飲料は35・１度、12gのココア飲料は38・７度と、お湯より高温を維持できたのでした。

これは、ココア濃度が高くなるほど、ココア飲料の粘度が高くなるため保温力が高くなるとともに、ココア油脂による油膜が温度を下げるのを防いでいると考えられます。

この実験結果から、腸を温める効果は、少し濃いめのココアを飲むことで高まり、かつ、食物繊維やポリフェノールなども摂れて、腸によりよいということがいえそうです。

お腹ポカポカが長く続く「オリーブココア」

温かいココアにエキストラ・バージン・オリーブオイルを加えるオリーブココアは、ココアに豊富に含まれる食物繊維やポリフェノールの効果も加わって、腸を温め、排便促進や整腸効果も期待できるすぐれものの飲み物です。

３００㎖もオリーブココアを摂取するとお腹がいっぱいになり、なおかつ腹持ちもよいため、朝食と一緒に摂ると、昼食まで満足できたりします。

10人の男性に朝食後にオリーブココアを摂取してもらったところ、８人が昼食前まで満足感を維持できました。

これをＮＨＫの『あさイチ』に出演して「年末年始の食べすぎにオリーブココアが有用」と紹介したところ大好評でした。


【材料（1杯分）】

・純ココア　大さじ山盛り１杯（20ｇ）
・オリゴ糖　大さじ１杯
・エキストラ・バージン・オリーブオイル　小さじ２杯
・お湯　３００㎖

【作り方】

①カップにココアと少量のお湯（小さじ2杯程度）を入れ、スプーンで練る
②①に残りのお湯を注ぎ、オリゴ糖を入れて、さらに混ぜる
③エキストラ・バージン・オリーブオイルを入れる（混ぜずに飲む）。
※お湯280㎖と温めたミルク、または豆乳20㎖でもよい。

10 マグネシウム

余分な脂肪分の吸収を抑えてくれるマグネシウム

マグネシウムは、体内でエネルギーを作り出す際の補酵素として働く、人間の生命活動に欠かせないミネラルです。

しかし、日本人のマグネシウム摂取量は減少傾向にあり、厚生労働省が設定している1日の摂取目標320㎎（30〜49歳・男性）に対して、平均的な摂取量は250㎎程度で、不足している状態です。

これは玄米や大麦、雑穀などの穀物消費量が減少したことが一因であると見られています。玄米では100gで53㎎のマグネシウムが含まれているところ、精白米だと18㎎しか含まれていません。ただでさえ現代の日本人は穀物を食べる量が減ってきているのに、食べるのも精白米や精白小麦で作られたパンが主食になってしまったため、マグネシウム摂取量が大幅に減ってしまったと考えられるのです。

また、余分な脂肪分、とくに不飽和脂肪酸（植物油脂、魚油など）と合わさることによって、食材中のマグネシウムの一部が変化し、体内に吸収されにくくなります。現代の脂肪過多の食生活も、マグネシウム摂取量の不足を招いている一因と見られています。

ただし、同じ不飽和脂肪酸でもオリーブオイルとマグネシウムの組み合わせでは、脂肪が吸収されずに腸内に残り、食物残渣と混ざって、便通をよくする効果があると考えられています。

古くから胃腸薬・便秘薬として服用されてきた

このマグネシウムは製剤として（酸化マグネシウム）、日本では１００年以上も前から胃腸の薬に使われてきています。当初はその制酸作用から胃薬として服用されてきたのですが、便通促進効果が認められるようになり、便秘薬としても用いられるようになりました。

これは、マグネシウムが、腸の内容物に水分を引き寄せ、やわらかくすること。それとともに、ふくらんで腸への拡張刺激が加わることによるもので、アントラキノン系の下剤とは違って、大腸メラノーシスを引き起こさない、比較的副作用の少ない便秘薬として、現在でも服用されています。

ただし、酸化マグネシウムは、腎臓に障害があると、腎臓でマグネシウムの排泄ができづらくなることもあって、血中マグネシウム濃度が上がって、かえって健康に害を与えます。そのため、マグネシウム製剤を常用する際は、定期的に、血中マグネシウム濃度、血中クレアチニン値（腎機能）などをチェックする必要があります。

マグネシウムを豊富に含むバナナの効用

マグネシウムは、玄米などのほかに、コンブやヒジキ、カキ、カツオ、ほうれん草、さつまいも、バナナ、納豆、ゴマ、落花生、岩塩、ミネラルウォーター（硬水）などに多く含まれています。

その中でも比較的手軽に食べられるバナナをご紹介しましょう。

バナナには、マグネシウム（100g中32㎎）のほかにも、カリウムなどのミネラル類、ビタミンB群、葉酸、ビタミンE、食物繊維（100g中、水溶性食物繊維0・1g、不溶性食物繊維1・0g）など、腸にも全身の健康にも効果が見込まれる成分が比較的多く含まれています。

先にも挙げた、日本人が不足している栄養素であるマグネシウムや食物繊維を多く含有しており、これらを補足できる有用な果実なのです。

またバナナに含有されるアミノ酸の一種であるトリプトファンは、ビタミンB_6とともに作用してセロトニンを合成するのに必要な成分です。リラックスホルモンであるセロトニンは、95％が腸で産生され、腸管運動を起こす物質として作用します。

またバナナには、ポリフェノールが含まれており、果実の中では比較的強い抗酸化作用を発揮します。

そこで、日本バナナ協会にお願いして、バナナの皮膚と腸に対する効果を調査しました。本調査もヘルシンキ宣言に則っておこないました。

調査は30～49歳の女性36人に対して事前に皮膚画像診断、および皮膚弾力測定をおこない、皮膚の水分値が低い人21人を対象としました。その後、この21人に対してバナナを毎日2本（約200g）、4週間摂取してもらいました。その間の食事内容、生活内容は通常の生活をしていただきました。

その結果、バナナ摂取の４週間後には、排便の状況が改善し、それとともに皮膚の明るさ、水分、油分、弾力等の項目が有意に改善しました。

とくに水分に関しては、バナナ摂取開始２週間前と比べ、バナナ摂取４週間後は有意に水分が増加しましたが、摂取中止２週間後には、水分が有意に減少を認めました。

このことから、バナナを４週間連日摂取すると、皮膚の水分、油分、弾力等が明らかに改善することが判明したのです。

このバナナ実験のデータから、腸内環境がよくなると、皮膚の水分量が増加を示すこと、つまりは見た目（外見）の老化予防につながることが期待できるということです。

硬めのバナナが太りにくく、腸にもいい

バナナはとくに旬がなく、１年中手に入る果物。しかも安価でもあります。そのため、手軽に摂れて腸の健康に役立つ食べ物といえるでしょう。

とはいえ、バナナは糖質が多いため、食べすぎると太りやすくなります。ただし、選び

方を工夫することで、これを抑え、さらに腸への健康効果を高めることができます。

それが、完全に熟していない、青みのあるバナナを選ぶこと。

まだ青みが残るくらいの硬めのバナナは、難消化性デンプンであるレジスタントスターチが多く含まれます。この難消化性デンプンが、成熟するにしたがって甘みのある糖質に変わっていくのです。

しかし、難消化性デンプンの段階では、文字どおり腸で消化吸収されづらい特徴があり、食物繊維と同様の効果を認め、排便力が増加したり、血糖値が上がりにくいことがわかっています。さらに腸内細菌によって分解されると酪酸などの短鎖脂肪酸に変わります。これが大腸の第一のエネルギー源（小腸での第二のエネルギー源）であることは前に説明したとおりです。

また、難消化性デンプンを多く摂ることで、便の量が増え、便通効果を促進することも指摘されています。

このことからも、完全に熟していない青みのある硬めのバナナを摂ることがおすすめです。

マグネシウムと食物繊維たっぷりの「ココアバナナ」

前に「オリーブバナナ」を紹介しましたが、バナナにココアパウダーを振りかけたココアバナナも食物繊維量がアップして、マグネシウムとともにココアポリフェノールも摂れるので腸に大変よく、おすすめです。

【材料】
・バナナ　1本
・純ココアパウダー　小さじ1杯

【作り方】
①青めのバナナを8等分に切る。
②ココアパウダーを振りかけて食べる。

11 水

腸にとっての水の大切さ

食品ではないのですが、腸には水分も重要ですので、この章の最後に腸にいい水分の摂り方を紹介しておきましょう。

目覚めのコップ１杯の冷たい水は、じつに気持ちのよいものです。これは就寝中に消失した水分を補給するために大切であるだけでなく、便秘の解消法としてもよく知られています。

まだ何も食べ物が入っていない空の状態の胃に冷たい水が入ると、胃が刺激され、大腸に「蠕動運動を開始しなさい」という信号が送られます（胃・結腸反射）。

さらに、飲み物や食べ物から摂取した水の一部は大腸に到達し、便に吸収されます。つまり、便をやわらかくするためにも、水分は欠かせないのです。

飲食、飲水で1日に摂取される水分量は約2ℓ程度といわれています。さらに体内で発生する水分が、口の中の唾液が1・5ℓ、胃液として2ℓ、胆汁として0・5ℓ、膵液《すいえき》1・5ℓ、腸から分泌される腸液として1・5ℓと、合計9ℓとなります。

一方、吸収される量は、小腸での再吸収が7・7ℓ、大腸での再吸収が1・2ℓとされ、これで合計8・9ℓとなります。そうなると、便の中に含まれる水は0・1ℓ／日ということになるのです。

これが夏になると発汗が多くなるので、便に含まれる水分量はさらに減少し、人によっては便秘悪化の原因にもなります。

このように大腸内の環境はちょっとした水分摂取のバランスでよくなったり悪くなったりする可能性が大きいと考えられます。そのため、夏はやや多めに水分を摂るようにしましょう。

冬は、腸や体が冷えるので、冷たい水は避け、温かい飲み物から水分を摂るようにします。そのため、冬の朝の目覚めの1杯は、ぬるま湯がおすすめです。

第3章のまとめ

①ＧＦＯＯ――グルタミン・食物繊維（とくに水溶性食物繊維）・オリゴ糖・エキストラ・バージン・オリーブオイルは高齢者の腸に有効。

②ココアや温スープのエキストラ・バージン・オリーブオイルがけなどで、腸を温める食事を意識する。

③植物性乳酸菌を含む発酵食品や、ファイトケミカルやビタミンを多く含む野菜をたくさん摂る。

第4章

腸が元気になる日常習慣

——睡眠、マッサージ、入浴法…のすごい効果

腸の老化を防ぐ3つの食習慣

この章では、腸の健康を維持し、老化を防ぐための生活習慣全般を紹介したいと思います。

まずは食事の量と内容、タイミングです。

年齢を重ねるごとに、人間の基礎代謝量は減少していきます。したがって、年とともに必要なエネルギ量は減少してくるものです。しかも、抗加齢（アンチエイジング）の基本とは、

①カロリー・リストリクション（カロリーを摂りすぎない）
②抗酸化物質を摂る
③腸内環境をよくする物質を摂る

の3つになります。昔からいわれているとおり、腹八分目とし、寝る3時間前には食事

を摂らないようにすることが大切です。

さらに、極端な糖質オフなどはせずに、糖質、タンパク質、脂質をバランスよく摂るべきです。糖質オフを実行すると炭水化物（炭水化物は、糖質と食物繊維から成り立っている）を摂らないことにつながるので、食物繊維摂取量が減少し、便秘などの腸の不調を招くことがあるからです。

食事を摂るタイミングも重要

次に食事のリズムです。

人間の体は、「体内時計」によって動いています。消化管の運動も例外ではありません。排便に関与する大蠕動は、朝がもっとも起きやすく、昼、夜も起こりますが、比較的弱いものです（図表４－１）。

したがって、朝食を摂らないと、朝の大蠕動が起こりづらく、便秘になりやすくなります。ただし、大蠕動は朝食後20～30分間程度しか持続しません。したがって、朝食をしっかりと摂って、排便につながるよう余裕を持って生活することが大切です。

（図表4-1）腸と自律神経のリズム

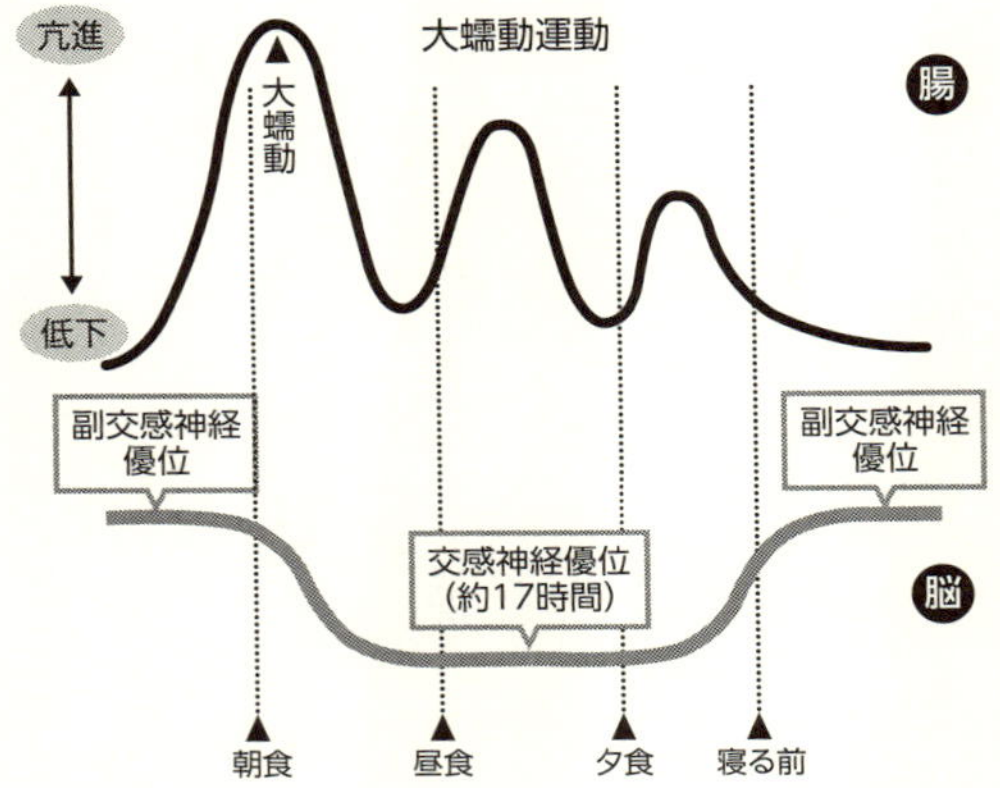

また夕食は、寝る3時間前には終わらせたいものです。そうしないと、夜に腸管を動かすモチリンというホルモンが分泌されづらくなるからです。

モチリンが十分に分泌されないと、夜間に腸管が動きづらくなるので、腸の内容物がスムーズに移送されず、便秘などの腸の不調にもつながります。

腸の老化を防ぐ睡眠習慣

快適な睡眠も体内リズムを正常にして、朝の大蠕動を起こすのに有用となってきます。

夜の眠りが浅かったり、睡眠時間が短かったりすると、体内時計が適切に働かず、さまざまな腸の不調・障害に結びつく可能性があるのです。

たとえば、海外旅行などに行って時差ボケが生じて、体内時計のリズムが狂ったときに便秘になりやすいのは、このためと考えられます。

したがって、規則正しい睡眠を取ることが、体内リズムを維持することにつながり、便通にも有効に作用すると考えられるのです。

香りを活用した腸のストレス解消法

現代人は、仕事や人間関係などで神経をすり減らし、日々ストレスの中で生活をしているといっても過言ではありません。また、私たちを取り巻く環境にも、ストレスを生んでいるものが少なからずあります。

そのひとつに香り（におい）があります。

香りが心身に与える影響はとても大きく、よい香りは、いろいろな症状を緩和させてくれることが経験的に知られています。逆にいうと、人工的で不快な香りは、知らず知らずのうちにストレスになっていることもあるのです。

香りによる治療法を系統的にまとめたものが「アロマテラピー」（芳香療法）です。
なかでも、前章で紹介したペパーミントの香りは、腸の筋肉をリラックスさせるだけでなく、心身にとって心地よい環境を作ってくれます。また、ストレスを緩和させ、記憶の思い出しをスムーズにし、脳の記憶を整理する部位といわれる海馬《かいば》の保護につながることもわかってきました。

お腹にガスがたまって起こる腹部膨満感や、ストレスなどによって引き起こされる頭痛や肩こりに対しては、ペパーミントのエッセンシャルオイルを使った温湿布が有効です

洗面器に40度程度のお湯を張り、ペパーミントオイルを一滴垂らします。ここにタオルを浸して絞り、腹部、首筋や肩などに当てます。メントールと温熱の相乗効果で、筋肉の緊張を解き、腸の働きもよくなります。

また、ラベンダーの香りもリラクゼーション効果があることが明らかになっています。

「思い出し法」でリラックスを手に入れる

楽しかったことやよかったことを思い出すと、何となく幸福感が得られることでしょう。

あるとき私は、これは自律神経によい作用をもたらしているのではないかという仮説を立てました。

そこで、被験者の方々にモニターを付け、心拍数を測定しながら、14～15歳頃の楽しかったことやよかったことを思い出してもらう試験をしたのです。すると、予想どおり被験者全員の心拍数が低下することを確認しました。

心拍数が低下するということは、副交感神経が優位になっているということです。その結果、腸の蠕動運動の活発化・便通改善につながっていくのです。

そこで私は、このような楽しいことや、よかったことを思い出してもらう健康法を「思い出し法」と命名しました。

そもそも、この「思い出し法」を思いついたきっかけは、私が尊敬する精神科医で作詞家でもある北山修先生が主催する精神分析セミナーに通ったことがきっかけでした。

２００２年に音楽之友社より『Pop Healing Music～ポップスでリラクゼーション』という本を刊行した際、北山先生に監修していただいたことがご縁で、セミナーに２年間通いました。

このセミナーで、フロイトの概念で無意識と意識の間に前意識というものがあることを理解したのです。そこから前意識の扉を開ける方法として、「思い出し法」というアプローチを思いつきました。

では、思い出すことがなぜ健康効果をもたらすのでしょうか。

人間は昔の楽しかった頃を思い出すと、脳内で大脳辺縁系《だいのうへんえんけい》にある感情システムが活性化して、ドーパミンという快感物質が生まれます。つまり、思い出すことは、快感（幸福感でもある）をもたらし、脳の活性化につながると考えられるのです。

そして、よい思い出に浸ることで、リラックスモードに入るため、副交感神経が優位になりやすくなります。その結果、自律神経のバランスが取れ、血圧のコントロールができたり、胃腸が活発になったり、不眠が改善するなど、心の幸福感ばかりでなく、体の不調の改善も期待できるのです。

たとえば、昔好きだった音楽（ＣＤ）を聴いたり、映画（ＤＶＤ）を観賞することでも、自分の記憶の中の楽しかったことや、よいことの思い出しの「扉」を開くことができます。

（図表4-2）リラクゼーション法による身体の変化

	酸素消費量	呼吸回数	心拍数	脳α波	血圧	筋緊張
禅 ヨーガ	↓	↓	↓	↑	↓	—
超越瞑想（TM）法	↓	↓	↓	↑	↓	—
自律訓練法	—	↓	↓	↑	不明	↓
催眠療法	↓	↓	↓	—	不明	—
筋肉弛緩法	—	—	—	—	不明	↓
思い出し法	—	—	↓	—	—	—

（注）一は測定せず

リラクゼーション法の健康効果比較

ここでリラクゼーション（リラックス）の概念について簡単に説明しておきます。

アメリカのハーバード大学医学部心身医学研究所長であったハーバート・ベンソンは、リラクゼーションとは、「血圧、心拍数、基礎代謝の低下といった身体変化だけでなく、心の穏やかさやコントロール感など心理的変化をともなう状態」と定義しています。

このリラクゼーションを得る方法としては、禅、ヨーガ、瞑想法、自律訓練法、催眠療法、そして私の考案した「思い出し法」などさまざまなものがあります。

これらのリラクゼーション法によって、実際にどのような効果がもたらされるかについては、酸素消費量、心拍数、呼吸数、血中乳酸濃度の低下などが報告されています。これらは交感神経活動の低下（副交感神経活動の亢進）を示しています（図表4－2）。

超越瞑想法は、ビートルズのメンバーがおこなって有名になりましたが、要は「ナーダム」などの無意味な言葉を繰り返すことによって無意識に近づこうとし、リラクゼーションを手に入れる方法です。「思い出し法」はそれよりももっと手軽な方法（昔のことを思い出すだけ）でリラクゼーションを手に入れられるので、誰でも無理なくできる心身の健康法といえるでしょう。

腸を冷やさないことが何より大事

長年、腸の病気や便秘治療に携わっているとわかりますが、例年、冬の寒さが厳しくなる1～2月頃と、夏の暑さがピークになる8月頃に、便秘で悩む患者さんが増加します。

1～2月頃に便秘が悪化するのは、気温の低下によって冷えやすくなるからです。なぜなら、全身の冷えにより末梢血管（細い血管）が収縮すると、交感神経が優位になり腸の働きが抑制されるからです（日中と夜間、室内と外の温度差が10度以上あると、腸の働きが悪くなって便秘になりやすいので、私はこのような状況を「10度の法則」と命名しました）。

また、血行が悪化すると腸に行く血液量も低下しやすくなるので、これもまた腸の働きを抑制させる原因になります。冬場は寒いため、水分をあまり摂らなかったり、外出を控えたり（運動量の低下）と便秘を悪化させる条件も多くなるのです。

一方、8月の便秘悪化は、発汗による体内の水分不足がおもな原因です。便に適度に水分が含まれたやわらかな状態でないと、スッキリとした排便はしづらいのです。

1ℓ（1000㎖）の水分を摂っても、このうち900㎖以上は小腸で吸収されてしまいます。それが発汗でさらに失われ、大腸に移行する水分が極端に減少するというわけです。

また、夏場のエアコンも要注意です。外気との温度差が大きくなると、交感神経が優位になり、腸の運動低下を招くケースがあるからです。

さらにクーラーによって過度に体や手足が冷えてしまった場合も、交感神経が緊張してしまい、腸の運動が抑制されてしまうことがあります。

強調しておきたいのは、とにかく「腸を冷やさない」ことです。加齢にともなって、腸管機能は低下しますから、年齢を重ねたらとくに、腸を冷やさないようにしなければなりません。

体が冷えるような服装は避け、適度な水分を摂りつつ、具だくさんの温スープにエキストラ・バージン・オリーブオイルをかけて飲んだりして、お腹を温かく保つようにしましょう。

夏もエアコンの利きすぎには気をつけて、冷たい食べ物・飲み物の摂りすぎにも注意したいものです。

腸の調子を整える簡単「ウォーキング&エクササイズ」

腸の調子を整え、排便力をアップさせるための運動は、ハードなものである必要はありません。

私はストレッチ、ウォーキング、水泳や水中ウォーキング、ヨガなどをすすめていますが、このうち、年齢や性別に関係なく、誰にでもすすめられるのがウォーキングです。

ウォーキングが腸によい理由はいくつかあります。まず、運動の刺激によって腸の活動をうながすこと。2つ目は適度な運動によるリラックス効果によって副交感神経が優位になり、腸の働きが高まることです。

また、排便力を保つためには腹筋と背筋が重要ですが、ウォーキングは全身を使うので、これらの部位の刺激、維持にも役立ちます。

さらに、こうした運動はリラックスしておこなうことで、より効果的になります。何も考えずにのんびりゆったり歩いているととても気分がよくなりますが、それが腸にもよい影響をもたらすのです。

大腸の病気が少ない地中海地域では、「そぞろ歩き」という習慣があります。この地域では、家事や仕事から解放される午後3時頃から夕方にかけて、軽い食事やおやつを食べながら、家族や友人、恋人と気の向くままに散歩する時間を楽しむ習慣があるのです。

「そぞろ歩き」のようなことはできなくても、時間帯はいつでも構いません。忙しくて時間がない人は、最寄り駅までバスや自転車を使わずに歩いたり、昼休みを利用して歩いたり、仕事帰りにウインドーショッピングをしながら歩いたりという方法もあります。

また、暑い夏の間は、夜間のウォーキングもよいでしょう（安全に十分に留意してください）。１日30分前後、軽く汗をかく程度のスピードでウォーキングをおこなうようにするのが理想です。ただし、水分不足は体にも腸にもよくありませんので、水分を十分に摂りながら歩くようにしましょう。

雨などで外に出られない日は、家の中で「その場足踏み」をしたり、階段で「踏み台昇降」をしたりといった方法でも構いません。踏み台昇降は、高さ20㎝程度、両足が余裕をもって乗るくらいの台を昇ったり降りたりするだけの簡単なエクササイズです。

ジムに行ったり、特別な器具を用意しなくても、腸にいい運動は家庭で簡単にできるのです。

快便に欠かせない腹圧を維持するお手軽「へそ見エクササイズ」

排便するときは、下腹部に力を入れていきみます。こうしていきむと腹圧がかかって腸が刺激され、排便がうながされるのです。

このときにもっとも使うのが腹筋で、なかでもお腹の中央を縦に走る「腹直筋」の力が重要です。腹直筋をはじめとした腹筋は、運動不足や加齢によって衰えることが明らかで

(図表4-3) 快便効果が期待できる「へそ見エクササイズ」

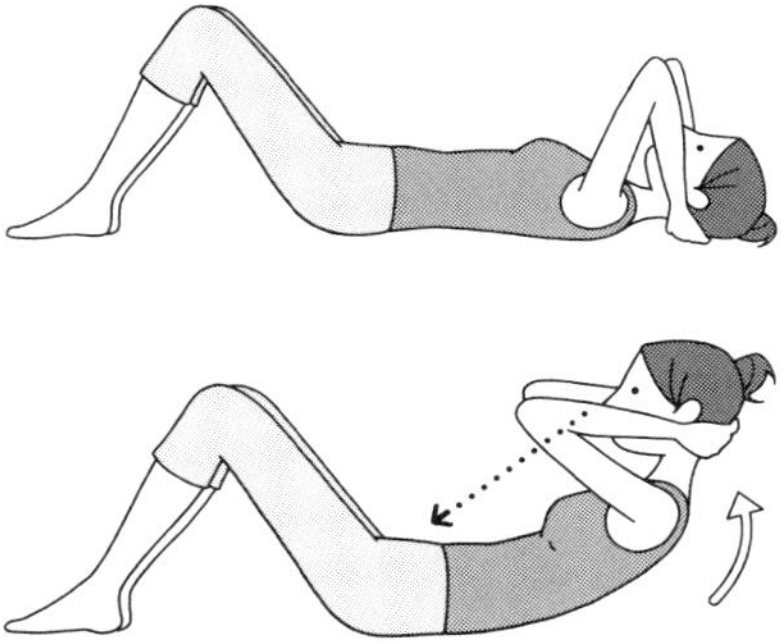

①仰向けになって、膝を立て、頭の後ろで手を組む
②おへそが見えるまで頭を起こし、その状態で10秒キープ
③ゆっくり頭を戻す。これを10回おこなう

す。また、女性は男性に比べるともともとの筋肉量が少ないので、日頃から鍛えておくとよいでしょう。

腹筋を鍛えると、ウエストが引き締まります。腹筋は自分の上半身を支える重要な筋肉群のひとつですから、この部分を鍛えることで、膝痛や腰痛の予防対策にもなります。

腹筋運動は部屋でできる手軽な運動です。排便力アップのためにはスポーツ選手のような激しい腹筋トレーニングは必要ありません。仰向けに寝て、両膝を立てながら、リラックスした状態で、ゆっくり上半身を起こしてみましょう。最初は自分が起こせる範囲、できる回数で大丈夫です。慣れてきたら少しずつ回数を増やしていきます。

それほど長い時間は必要ありませんが、なかなか時間が取りづらいという人は、朝起きたときや就寝前、布団の中でおこなうようにすると習慣にしやすくなります。

腸のガスを抜いて張りを解消する「腸マッサージ」

重症の便秘や下剤依存症の人は、夕方になると腸にガスがたまり、お腹が苦しくなってくることがよくあります。この張りを解消する方法に「腸マッサージ」があります。

大腸内視鏡検査の際は、内視鏡が腸の中を進みやすくするために大腸に空気を送り込みます。そうすると腸内が膨らみ、ガスがたまっているのと同じような状態になります。

検査後はこの空気を抜くために、右半身が下になるように体を動かしてもらいます。こうするとガスが抜けやすくなるのです。これを応用して体の外側から腸の動きを助け、腸内にたまったガスを抜きやすくするのが、次に紹介する「腸マッサージ」です。

いずれのマッサージも強く圧迫したり、便を出そうといきんだり、無理に力を入れたりしないこと。あくまでも軽くお腹をなでる感じでおこないます。また、すぐに効果が得られるわけではないので、できるだけ習慣化するようにしましょう。

（図表4-4）お腹の張りを解消する「腸マッサージ」

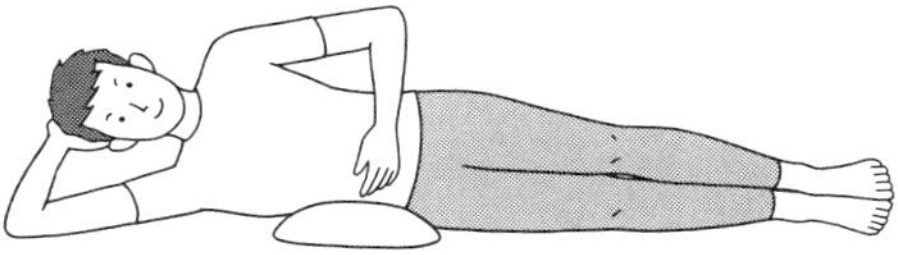

①右脇腹に枕を当てて横になり、左手で右脇腹を持ち上げるようにマッサージする。枕で上行結腸を押し、手で横行結腸を刺激するイメージで1分間

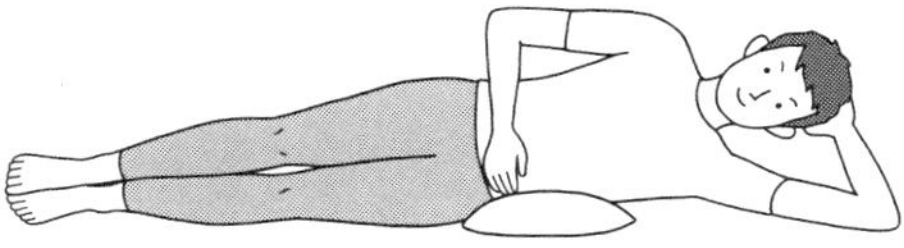

②今度は左脇腹に枕を当てて、右手で左脇腹を持ち上げるようにマッサージする。枕で下行結腸を押し、手でS状結腸を刺激するイメージで1分間

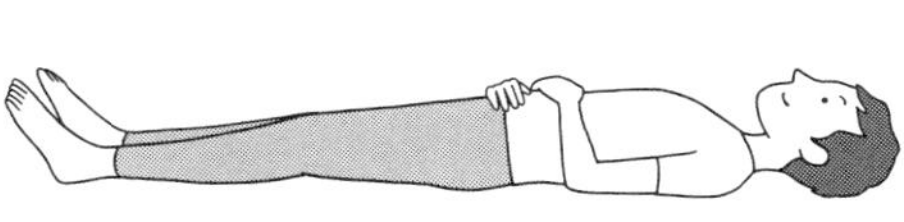

③仰向けになり、両手で下腹部をさするように1分間マッサージする

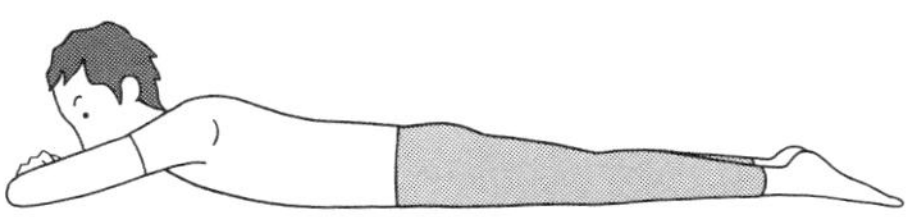

④最後にうつ伏せになり、お腹までしっかり息を吸い込むようにして、1分間ゆっくり深呼吸をする

腸運動を活発にする「腸もみ入浴」

最近ではシャワーだけで「入浴」を済ませてしまう人も多いようですが、湯船に浸かって入浴すると体の芯から温まります。体温が上昇すると、腸管の運動も活発になります。シャワーだけで入浴を済ませている人は、「湯船に浸かって入浴する」習慣を身につけましょう。

なお、熱いお湯に入ると交感神経が優位になってしまうため、腸にとっては好ましくありません。そのため、普段の入浴も「熱いお湯に短め」よりも、「ぬるいお湯に長め」に入ることを心がけてください。

加えて、週に1~2回ほど「腸もみ入浴」をしてみてください。

「腸もみ入浴」は、前述した腸のマッサージを応用し、半身浴（みぞおちから下だけを湯に浸ける入浴法）中におこなうことで効果を高めたものです。38度程度のぬるめのお湯で、20~30分ほどの時間をかけてじっくりおこないます。

なお、湯船にペパーミントが配合された入浴剤を加えると、お腹のガスの排出にも効果的です。

（図表4-5）お腹を温めて、動きをよくする「腸もみ入浴」

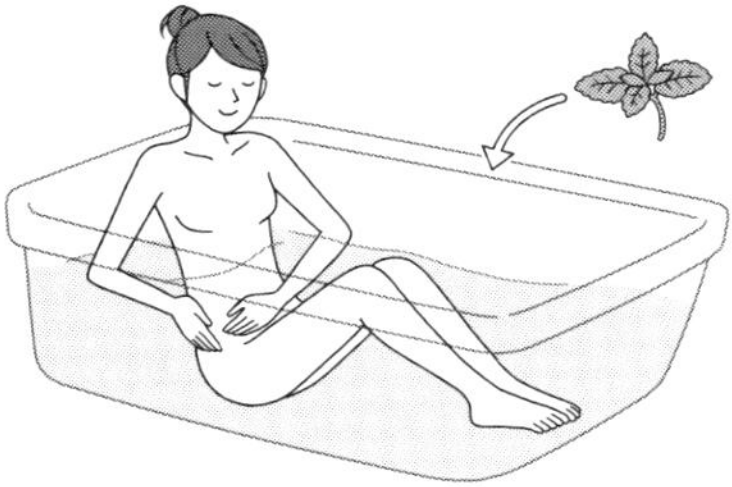

※ペパーミントの入浴剤を入れるとより効果的

①リラックスして右手で軽く右脇腹を押しながら、左手でおへその上あたりをゆっくり左へマッサージする

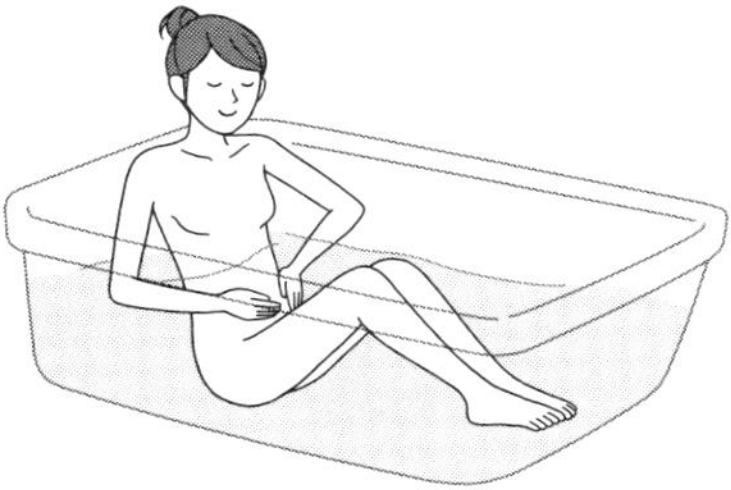

②左手で軽く左脇腹を押しながら、左下腹部をマッサージする

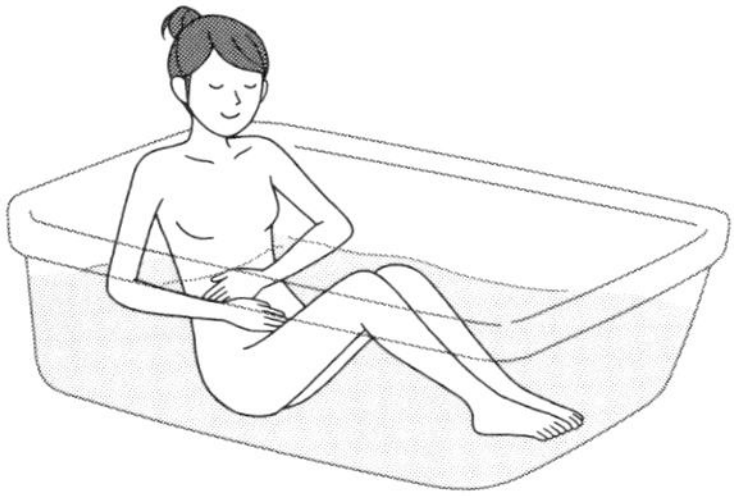

③両手で下腹部をさするようにマッサージする

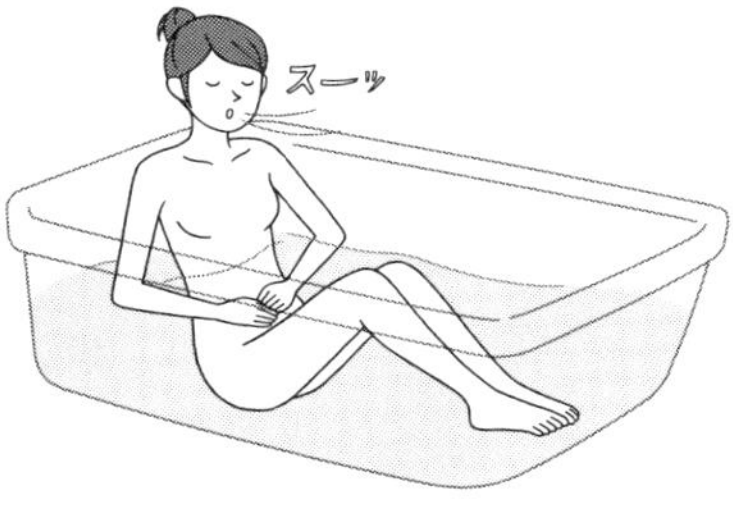

④最後にお腹までしっかり息を吸い込むようにして、ゆっくり深呼吸する

※冬など寒い季節は温タオルを肩にかけるなどして冷え対策をしましょう

第4章のまとめ

①体内時計に沿った食生活を送る。
②アロマ・音楽・リラクゼーション…ストレスを上手に解消する手段を持つ。
③毎日のウォーキングや腹筋運動を心がける。

第5章 別の病気の影響から腸を守る

——認知症、糖尿病、開腹手術、服薬…二次的便秘の予防・改善法

病気・服薬で二次的に起こる腸の不調・便秘とは

最後の章では、何らかの病気にかかることや、その服薬の影響で、二次的に起こる便秘と、その対処法について紹介します。

二次的に便秘を起こす原因とその疾患には、おもに次のようなものが挙げられます。

①代謝ならびに内分泌疾患
糖尿病、甲状腺機能低下症、高カルシウム血症、低カリウム血症、汎下《はんか》垂体《すいたい》機能低下症など

②神経原性疾患
末梢神経障害：自律神経障害、ヒルシュスプルング病など
中枢神経障害：脊髄損傷、多発性硬化症、パーキンソン病、脳梗塞後遺症など

③薬剤性
抗コリン剤、抗うつ剤、抗パーキンソン病薬、鉄剤、カルシウム拮抗薬、オピオイド系

鎮痛剤、向精神薬の服用など

④機能性（腸）閉塞

良性・悪性腫瘍、ヘルニア（脱腸）、炎症後狭窄《きょうさく》、術後狭窄など

⑤筋障害性疾患

アミロイドーシス、筋緊張性ジストロフィー、強皮症、皮膚筋炎など

次項から、代表的な要因を紹介していきます。

いずれにしても、ご家庭でできる対応としては、基本的には、排便をうながす水溶性食物繊維や、腸のすべりをよくするエキストラ・バージン・オリーブオイルを活用した食生活を意識することが基本になります。

ただし、とくに大腸がんの手術を受けた人、あるいは過去に帝王切開や子宮筋腫の手術を受けた人など、腹部の手術を受けた経験のある人は、食物繊維の摂り方にも注意が必要です。海藻類、コンニャク、キノコなどの消化の悪いものは、腸管癒着の原因にもなりますので摂りすぎに気をつけ、水溶性食物繊維を多く含む食材の中でも消化のいい、キウイフルーツや柑橘系の果物などを意識して摂るようにしましょう。

どんな薬が腸の不調・便秘を引き起こしやすいのか

高齢になるとさまざまな病気にかかり、多数の薬剤を服用するようになることが少なくありません。その薬剤が原因で便秘になるケースも意外に多いのです。

新しい薬剤を服用した後に便秘になった、または以前からあった便秘が悪化したといった場合は、まずは新しく服用しはじめた薬剤の作用ではないかと疑ってみましょう。病院で出された薬剤だけではなく、サプリメントや一般薬にも注意が必要です。

便秘を起こしやすい薬剤としては、

・抗コリン剤（消化器官の運動亢進にともなう痛みや痙攣《けいれん》、下痢の抑制など）
・三環系抗うつ剤
・抗パーキンソン病薬
・モルヒネ製剤（がんの鎮痛など）
・フェノチアジン系製剤（抗精神病薬）

・クロルジアゼピン製剤（抗精神病薬）
・カルシウム拮抗剤（降圧剤）

などが挙げられます。

私のクリニックに訪れる高齢の方で、服用している薬剤で便秘増悪を疑わせるのは、抗うつ剤、抗パーキンソン病薬に多く見られます。

とくに精神科では薬剤での治療が不可欠であり、抗精神病薬、抗うつ剤、抗パーキンソン病薬などの向精神薬が処方されることがあり、これらには抗コリン作用（副交感神経の働きを抑える＝消化器官の働きを抑制）があるので、便秘の主因となります。とくに高齢者では、運動不足等も加わって、その傾向が強く見られます。

排便意識や認知機能の低下に要注意

排便障害が長く続く超高齢者の慢性便秘症の患者さんの中には、便秘を改善させようという意欲が減少したり、消失してしまう人がいます。どうせもう治らないからいいや、といった諦めの気持ちや、認知機能の低下も加わって、自覚症状があるにもかかわらず、あまり薬剤なども服用せず、気づいたら何日も排便がなく、家族に連れて来られたりするのです。

このような場合は、家族が毎日排便状況をチェックして、可能であれば下剤を用いて、排便を促すように注意すべきです。そうしないと、過去に腹部の手術経験があったりするととくに、腸閉塞になってしまうことがあるからです。

認知症をともなう便秘には

認知症は、軽度の場合、数日前のことを思い出せないというレベルから、重症になると、その日のこともほとんど記憶できなくなるといったレベルまで、症状によって程度はさまざまです。

1週間のうちに何日間排便があったかということが記憶できればよいのですが、覚えられないと困ったことになります。つまり最後に排便があったのは何日前なのかということがわからないと、放置していた場合、前項でも説明したように大変なことになるからです。

ですから、少しでも記憶のあやしい慢性便秘症の患者さんは、本人か、あるいはご家族が、排便のあった日をカレンダーに記載しておくとよいでしょう。

糖尿病による便秘には

糖尿病では便秘はよく認められる症状のひとつです。男性よりも女性に多く、便秘を促す薬剤（たとえば、降圧目的のカルシウム拮抗剤）服用者では、さらに頻度が増加します。

この糖尿病にともなう便秘は、自律神経障害が進むほど多く見られる傾向があるのですが、根本原因はいまだ不明です。また、食事療法を実践することで、食事量が減少することも一因になっているとも考えられます。

基本的な対処法は、キウイフルーツや柑橘類などの消化がよくて水溶性食物繊維を多く含む食材や、エキストラ・バージン・オリーブオイルを活用した食生活を意識することから始めるとよいでしょう。

無理な糖質オフは、便秘を引き起こすことがあるので注意が必要です。

アミロイドーシスによる便秘には

アミロイドーシスとは、消化管をはじめ全身の臓器にアミロイドタンパクが沈着する疾患です。頻度は少ないのですが、時々認められます。

ＡＬ型では、粘膜筋板、粘膜下層や固有筋層にアミロイドが沈着するため、消化管運動障害が起こります。下部消化管の沈着では便秘、腹部膨満感、腹痛などの自覚症状を認め、さらにはガスがたまって、腸の拡張が見られることがあります。

この場合も、柑橘類などの消化がよくて水溶性食物繊維を多く含む食材や、エキストラ・バージン・オリーブオイルを活用した食生活を意識することから始めるとよいでしょう。また、マグネシウム含有量の多い硬水を普段から摂るようにするといいかもしれません。

甲状腺機能低下症による便秘には

甲状腺機能低下症では、腸管の蠕動運動の低下が大きな問題です。これは腸管平滑筋層に粘液水腫が沈着するためと考えられています。さらに甲状腺ホルモンの低下で、電解質輸送のバランスが崩れ、腸管運動に影響し、必要な物質吸収が低下することも指摘されています。甲状腺ホルモン剤を服用すると、ある程度は改善します。

ここでも、柑橘類などの消化がよくて水溶性食物繊維含有量の多い食材や、エキストラ・バージン・オリーブオイルを活用した食生活を意識しましょう。改善が見られなければ、酸化マグネシウム製剤等の服用を医師に相談してみるといいでしょう。

パーキンソン病による便秘には

パーキンソン病の患者の約50～80％に便秘があるといわれています。

便秘の程度は、パーキンソン病の重症度に比例するとされており、病気の初期から腸管運動は低下していることが多いようです。パーキンソン病の患者の平均大腸通過時間は、正常者に比較して約2倍に延長しているとの報告もあります。

柑橘類などの消化がよくて水溶性食物繊維含有量の多い食材や、エキストラ・バージン・オリーブオイルを活用した食生活を意識しましょう。

パーキンソン病の治療薬を服用することも便秘を悪化させます。へたをすると、パーキンソン病の症状よりも便秘の症状のほうがつらくなることもあるくらいです。早めに主治医と相談するようにしましょう。

術後腸管癒着症による便秘には

頑固な便秘の原因のひとつに、腸管癒着があります。医学的には腸管癒着症といって、虫垂炎《ちゅうすいえん》や子宮筋腫などで開腹手術をしたときに、臓器と臓器、あるいは腸管と臓器がくっついてしまうものをいいます。

私のクリニックの「便秘外来」を訪れる高齢者の慢性便秘症の方の中には、腹部の手術を受けた人が少なくありません。手術後の排便異常は、いろいろな要因が絡み合い、複雑な病態を形成する場合があります。とくに腸管癒着による便通異常（便秘）は頻度が高く、腸閉塞に発展する場合もあるので注意が必要です。

手術をおこなう以上、癒着はある程度は避けられないものです。術後10年以上が経ってから便秘の症状が表れる人もいます。

基本的な対処法は、食物繊維が多い食材の中でも、玄米、海藻類、コンニャク、キノコ、春菊の太い茎《くき》などの消化の悪いものを過剰摂取しないように気をつけましょう。キウイフルーツや柑橘類などの消化がよくて水溶性食物繊維を多く含む多い食材や、エキストラ・バージン・オリーブオイルを活用した食生活を意識しましょう。比較的安全度の高いマグネシウム製剤（１４７ページ）を服用して、定期的な便通を確保することも有用です。

腸管癒着は、腹部膨満感や腹痛をともない、排便によって症状が軽減したりします。腸管癒着が疑われる場合は、早めに医療機関を受診しましょう。

第5章のまとめ

①病気や服薬によって起こしやすい腸の不調・便秘に注意する。

②キウイフルーツなど比較的消化がよくて水溶性食物繊維を多く含む食品、エキストラ・バージン・オリーブオイルを摂るなどして腸をケアする。

③病気の二次的症状として腸の不調・便秘が起こったら、早めに主治医に相談する。

図表作成・ＤＴＰ／エヌケイクルー
本文イラスト／瀬川尚志

青春新書
INTELLIGENCE

こころ涌き立つ「知」の冒険

いまを生きる

"青春新書"は昭和三一年に──若い日に常にあなたの心の友として、その糧となり実になる多様な知恵が、生きる指標として勇気と力になり、すぐに役立つ──をモットーに創刊された。

そして昭和三八年、新しい時代の気運の中で、新書"プレイブックス"にその役目のバトンを渡した。「人生を自由自在に活動《プレイ》する」のキャッチコピーのもと──すべてのうっ積を吹きとばし、自由闊達な活動力を培養し、勇気と自信を生み出す最も楽しいシリーズ──となった。

いまや、私たちはバブル経済崩壊後の混沌とした価値観のただ中にいる。その価値観は常に未曾有の変貌を見せ、社会は少子高齢化し、地球規模の環境問題等は解決の兆しを見せない。私たちはあらゆる不安と懐疑に対峙している。

本シリーズ"青春新書インテリジェンス"はまさに、この時代の欲求によってプレイブックスから分化・刊行された。それは即ち、「心の中に自らの青春の輝きを失わない旺盛な知力、活力への欲求」に他ならない。応えるべきキャッチコピーは「こころ涌き立つ"知"の冒険」である。

予測のつかない時代にあって、一人ひとりの足元を照らし出すシリーズでありたいと願う。青春出版社は本年創業五〇周年を迎えた。これはひとえに長年に亘る多くの読者の熱いご支持の賜物である。社員一同深く感謝し、より一層世の中に希望と勇気の明るい光を放つ書籍を出版すべく、鋭意志すものである。

平成一七年

刊行者　小澤源太郎

著者紹介

松生恒夫〈まついけ つねお〉

1955年東京生まれ。松生クリニック院長。医学博士。東京慈恵会医科大学卒業。同大学第三病院内科助手、松島病院大腸肛門病センター診療部長などを経て、2004年、東京都立川市に松生クリニックを開業。現在までに4万件以上の大腸内視鏡検査を行ってきた第一人者で、地中海式食生活、漢方療法、音楽療法などを診療に取り入れ、治療効果を上げている。おもな著書に『「腸ストレス」を取り去る習慣』『「炭水化物」を抜くと腸はダメになる』『体の不調が消える 腸を温める食べ方』(いずれも小社刊)、『腸に悪い14の習慣』(ＰＨＰ研究所)、『寿命の9割は腸で決まる』(幻冬舎)などがある。

「腸《ちょう》の老化《ろうか》」を止《と》める食事術《しょくじじゅつ》　青春新書 INTELLIGENCE

2018年6月15日　第1刷

著者　松生《まついけ》　恒夫《つねお》

発行者　小澤源太郎

責任編集　株式会社プライム涌光

電話　編集部　03(3203)2850

発行所　東京都新宿区若松町12番1号 〒162-0056　株式会社青春出版社

電話　営業部　03(3207)1916　振替番号　00190-7-98602

印刷・中央精版印刷　製本・ナショナル製本

ISBN978-4-413-04543-8